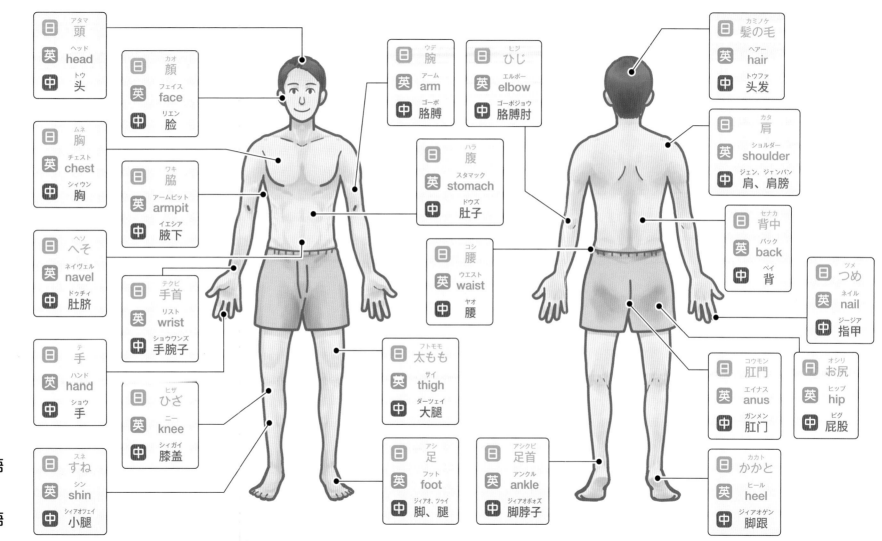

体の名称

日：日本語
英：英語
中：中国語

日	アタマ 頭
英	ヘッド head
中	トウ 头

日	カオ 顔
英	フェイス face
中	リェン 脸

日	ムネ 胸
英	チェスト chest
中	シィウン 胸

日	ワキ 脇
英	アームピット armpit
中	イエシア 腋下

日	ヘソ へそ
英	ネイヴェル navel
中	ドゥチィ 肚脐

日	テクビ 手首
英	リスト wrist
中	ショウワンズ 手腕子

日	テ 手
英	ハンド hand
中	ショウ 手

日	ヒザ ひざ
英	ニー knee
中	シィガイ 膝盖

日	スネ すね
英	シン shin
中	シィアオツェイ 小腿

日	ウデ 腕
英	アーム arm
中	ゴーボ 胳膊

日	ヒジ ひじ
英	エルボー elbow
中	ゴーボジョウ 胳膊肘

日	ハラ 腹
英	スタマック stomach
中	ドウズ 肚子

日	コシ 腰
英	ウエスト waist
中	ヤオ 腰

日	フトモモ 太もも
英	サイ thigh
中	ダーツェイ 大腿

日	アシ 足
英	フット foot
中	ジィアオ、ツイ 脚、腿

日	アシクビ 足首
英	アンクル ankle
中	ジィアオボォズ 脚脖子

日	カミノケ 髪の毛
英	ヘアー hair
中	トウファ 头发

日	カタ 肩
英	ショルダー shoulder
中	ジェン、ジィアンバン 肩、肩膀

日	セナカ 背中
英	バック back
中	ベイ 背

日	ツメ つめ
英	ネイル nail
中	ジージア 指甲

日	コウモン 肛門
英	エイナス anus
中	ガンメン 肛门

日	オシリ お尻
英	ヒップ hip
中	ピグ 屁股

日	カカト かかと
英	ヒール heel
中	ジィアオゲン 脚跟

顔の名称

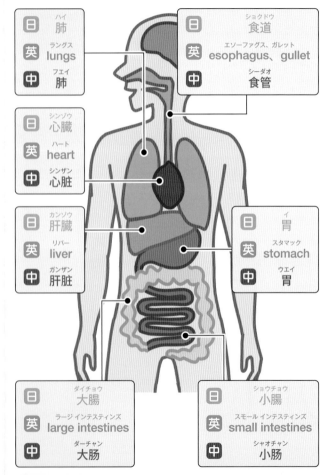

日	まゆげ (マユゲ)	英 eyebrows (アイブラウズ)	中 眉毛 (メイマオ)
日	額 (ヒタイ)	英 forehead (フォアヘッド)	中 前額 (チェン゛オ)
日	目 (メ)	英 eye (アイ)	中 眼、眼睛 (イエン、イエンジン)
日	耳 (ミミ)	英 ear (イヤー)	中 耳朶 (アルドゥオ)
日	鼻 (ハナ)	英 nose (ノウズ)	中 鼻子 (ビィズ)
日	口 (クチ)	英 mouth (マウス)	中 口 (コウ)
日	唇 (クチビル)	英 lips (リップス)	中 嘴唇 (ズェイチュン)
日	あご (アゴ)	英 chin (チン)	中 下巴 (シアパ)
日	首 (クビ)	英 neck (ネック)	中 脖子 (ボォズ)
日	喉 (ノド)	英 throat (スロート)	中 喉咙、嗓子 (ホウルン、サンズ)

体の内部の名称

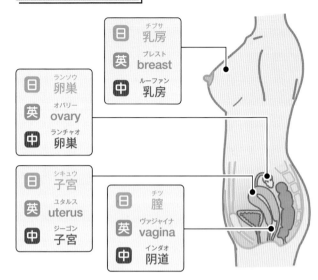

日	肺 (ハイ)	英 lungs (ラングス)	中 肺 (フェイ)
日	食道 (ショクドウ)	英 esophagus、gullet (エソーファグス、ガレット)	中 食管 (シーダオ)
日	心臓 (シンゾウ)	英 heart (ハート)	中 心脏 (シンザン)
日	肝臓 (カンゾウ)	英 liver (リバー)	中 肝脏 (ガンザン)
日	胃 (イ)	英 stomach (スタマック)	中 胃 (ウエイ)
日	大腸 (ダイチョウ)	英 large intestines (ラージ インテスティンズ)	中 大肠 (ダーチャン)
日	小腸 (ショウチョウ)	英 small intestines (スモール インテスティンズ)	中 小肠 (シャオチャン)

女性の体の名称

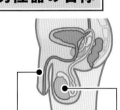

日	乳房 (チブサ)	英 breast (ブレスト)	中 乳房 (ルーファン)
日	卵巣 (ランソウ)	英 ovary (オバリー)	中 卵巣 (ランチャオ)
日	子宮 (シキュウ)	英 uterus (ユタルス)	中 子宮 (ジーゴン)
日	膣 (チツ)	英 vagina (ヴァジャイナ)	中 阴道 (インダオ)

男性器の名称

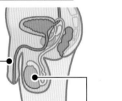

日	陰茎 (インケイ)	英 penis (ピーナス)	中 阴茎 (インジン)
日	睾丸 (コウガン)	英 testicles (テスティクルズ)	中 睾丸 (ガオワン)

骨の名称

日	骨 (ホネ)	英 bone (ボーン)	中 骨头 (グートウ)
日	頭蓋骨 (ズガイコツ)	英 skull (スカル)	中 骷髅头 (クーロウトウ)

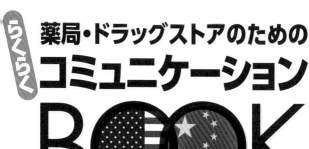

薬局・ドラッグストアのための らくらくコミュニケーション BOOK

English & Chinese

Smooth Communication Strategy BOOK for Pharmacies and Drug Stores

药房/药妆店用　会话交流简明易懂小助手

監修　廣瀬 明香・二見 茜・冨田 茂
イラスト　こしのりょう

じほう

Chapter2-❶や、Chapter3-❷．❹については、単語や文章の横にチェックボックスがついています。このページは、直接書き込んでお使いください。

Chapter2-❶, Chapter3-❷．❹ have check boxes next to the phrases and vocabularies. Feel free to make notes and use this book as your notebook.

第 2-❶章和第 3-❷，❹章，单词或句子旁边有一个复选框。请直接编写并使用。

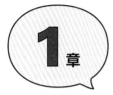

英語 編

English version

接客対応フローチャート／ flowchart

Start

何かお困りですか？
May I help you?
メーアイヘルプユー
▶ P4

薬が欲しいです
I'd like some medicine.
アイドライクサム
メディスン

この商品を探しています。
（薬以外）
I am looking for _____ .
アイアムルッキンフォア_____

Chapter 4

こちらがその商品です。
This is the product.
ディスイズザプロダクト
▶ P39

Chapter 1 - ❶

処方箋はお持ちですか？
Do you have your prescription?
ドゥユハブユア
プリスクリプション？
▶ P5

いいえ
NO.

Chapter 2 - ❷

どのような症状ですか？
What are your symptoms?
ホワットアーユアシンプトムズ
▶ P16

薬がない・
処方箋が必要

Chapter 1 - ❷

その薬は処方箋なしで売ることができません。
など…
That drug is not sold in pharmacies in Japan without prescription.etc…
ザットドラッグイズノットソールドイン
ファーマシーズインジャパンウィザウトプリスクリプション
▶ P7

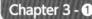
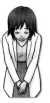
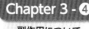

受付時の対応① | Reception
うけつけじ たいおう レセプション

指を差して教えてください！
ゆび さ おし
ポイント アット ザ ピクチャー ウィズ ユア フィンガー
Point at the picture with your finger!

何かお困りですか?
なに こま

May I help you?
メイ アイ ヘルプ ユー

処方薬が欲しいです。
しょほうやく ほ

I'd like some prescribed medicine.
アイドライク サムプリスクライブド メディスン

具合が悪いので薬が欲しいです。
ぐあい わる くすり ほ

I don't feel well. I'd like some medicine.
アイドントフィールウェル アイドライクサムメディスン

どの薬がいいかわからないので相談に乗ってほしいです。
くすり そうだん

I need your advice on what medicine to take.
アイニードユアアドバイス オンホワットメディスントゥテイク

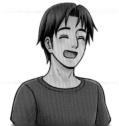

見てるだけです。
み

Just looking.
ジャストルッキング

英語編 English

Chapter 1
Chapter 2
Chapter 3
Chapter 4

中国語編 Chinese

Chapter 1
Chapter 2
Chapter 3
Chapter 4
その他 Other

あなたは日本語が話せますか？

Do you speak Japanese?

ドゥ　ユー　スピーク　ジャパニーズ

はい
Yes, I do.
イエス　アイ　ドゥ

わかりました。
では日本語で話しましょう。
O K.
オーケー
Let's talk in Japanese.
レッツ　トーク　イン　ジャパニーズ

いいえ
No, I don't.
ノー　アイ　ドント

問題ありません。
この本を使って話しましょう。
No problem.
ノー　プロブレム
Let's talk by using this book.
レッツ　トーク　バイ　ユージング　ディス　ブック

あいにくここには英語を話せるものがおりません。
I'm afraid there is no one who can speak English here.
アイム　アフレイド　ゼアイズ　ノーワン　フーキャンスピークイングリッシュヒア

処方箋はお持ちですか？

Do you have your prescription?

ドゥ　ユー　ハブ　ユア　プリスクリプション

Yes, I do.
イエス　アイ　ドゥ **p10**

No, I don't.
ノー　アイ　ドント **p6**

受付時の対応②
うけつけじ　たいおう

指を差して教えてください！
ゆび　さ　　　おし

Point at the picture with your finger!
ポイント　アット　ザ　ピクチャー　ウィズ　ユア　フィンガー

ご用を教えてください。
よう　　おし

What can I do for you?
ホワット　キャン　アイ　ドゥ　フォア　ユー

症状があるので対応してほしいです。
しょうじょう　　　　　　たいおう

I want you to cope because I am sick.
アイ　ウォント　ユー　トゥ　コープ　ビコーズ　アイ　アム　シック

 Touch!! ➡ p16

病院で診察を受けてください。
びょういん　しんさつ　う

You should consult a doctor at hospital.
ユーシュッドコンサルト　アドクターアットホスピタル

OTC 薬も販売しています。 ➡ p20
やく　はんばい

OTC drugs are also sold.
オーティーシードラッグズ　アーオルソーソールド

欲しい薬があります。
ほ　　くすり

I'm looking for medicines for _____.
アイム　ルッキング　フォア　メディスンズ　フォア

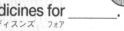

 Touch!!

その薬は日本にはありません。
くすり　にほん

The medicine is not sold in Japan.
ザメディスンイズノットソールド　インジャパン

OTC 薬をお求めですか？ ➡ p20
やく　もと

Would you like to buy OTC drugs?
ウジュライク　トゥバイオーティーシードラッグズ

英語編 English

Chapter 1
Chapter 2
Chapter 3
Chapter 4

中国語編 Chinese

Chapter 1
Chapter 2
Chapter 3
Chapter 4

その他 Other

薬局で対応できない場合

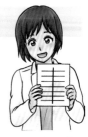

その薬は処方箋なしで売ることができません。病院に行って医師に診てもらい、処方箋を出してもらってください。

That drug is not sold in pharmacies in
ザット ドラッグ イズ ノット ソールド イン ファーマシーズ イン
Japan without prescription.
ジャパン ウィザウト プリスクリプション
You must consult with a
ユー マスト コンサルト ウィズ ア
physician in a medical institution
フィジシャン イン ア メディカル インスティチューション
to receive the prescription.
トゥ レシーブ ザ プリスクリプション

申し訳ありませんが、処方箋の期限が切れていますので、処方できません。

I am sorry, but your prescription has
アイ アム ソリ バット ユア プリスクリプション ハズ
expired. I cannot give you the medicine.
エクスパイアード アイ キャンノット ギブ ユー ザ メディスン

処方箋の有効期限について ▶ p107 参照

あなたの症状は、医師に診てもらう必要があります。

Your symptoms require a doctor's attention.
ユア シンプトムズ リクワイア ア ドクターズ アテンション

受付時によく使われるフレーズ

この問診票に必要なことを記入してください。
Please fill out this medical interview sheet.
プリーズフィルアウト　ディスメディカルインタビューシート

お名前が呼ばれるまで、こちらでお待ちください。
Please wait here until your name is called.
プリーズウェイトヒア　アンティルユアネイムイズコールド

係りの者に、問診票を渡してください。
Please hand the interview sheet to the staff.
プリーズ　ハンドディインタビューシート　トゥ　ザスタッフ

順番は前後する場合がございます。
We may not see patients in sequential order.
ウィメイノットシーペイシェンツ　インシークエンシャルオーダー

どうぞお座りください。　**Please have a seat.**
プリーズハブ　ア　シート

今混んでいますので、こちらで〇〇分くらいお待ちください。
We are very busy right now. Wait here for about ( ) minutes.
ウィアーベリービジーライトナウ　ウェイトヒアフォアアバウト　( )　ミニッツ

お待ちいただいているあいだに気分が悪くなりましたら、すぐに申し出てください。
Let us know right away if you start feeling unwell while waiting.
レットアスノウ　ライトアウェイ　イフユースタート　フィーリングアンウェル　ホワイルウェイティング

英語編 English

Chapter 1
Chapter 2
Chapter 3
Chapter 4
中国語編 Chinese
Chapter 1
Chapter 2
Chapter 3
Chapter 4
その他 Other

あなたの欲しいものは、ここにあります。
少々お待ちください。

We have the medication you want
ウィー ハブ ザ メディケイション ユー ウォンツ
here. Please wait a moment.
ヒア プリーズ ウェイト ア モーメント

あなたの欲しいものは、ここにはありません。
We don't have the medication you want.
ウィ ドント ハブ ザ メディケイション ユー ウォンツ

Touch!!

品切れですのでほかの薬局へ行ってください。
That product is out of stock , please go to another
ザットプロダクトイズアウトオブストック プリーズゴートゥアナザー
drugstore.
ドラッグストア

ほかの薬局に聞いてみますので、少しお待ちください。
I will ask another pharmacy, wait a little.
アイウィルアスクアナザーファーマシー ウェイトアリトル

品切れですが（　　　）日後には入ります。また来てください。
It is out of stock but we should have it in (　) days.
イトイズアウトオブストック バットウィーシュッドハブイットイン（　）デイズ
Please come back later.
プリーズカムバックレイター

ここへ行くといいと思います（　　　　　　　　）。
I recommend you go to (　　　　　　　　).
アイレコメンド ユーゴートゥ（　　　　　　　　）

⑨

患者について聞く① | About patient ① |
アバウト ペイシェント

指を差して教えてください！
ポイント アット ザ ピクチャー ウィズ ユア フィンガー

この薬局に来るのは初めてですか？

Is this your first time to come here?
イズ ディス ユア ファースト タイム
トゥ カム ヒア

| はい YES. | いいえ NO. |

保険証は持っていますか？

Do you have a Japanese health insurance card?
ドゥ ユー ハブ ア ジャパニーズ
ヘルス インシュランス カード

| はい YES. | いいえ NO. |

保険証をお持ちでない場合、お客様の10割負担になります。

If you don't have a health insurance card,
イフユードンハブ ア ヘルスインシュランスカード
you will have to pay the full fee in cash.
ユーウィルハフトゥペイ ザフルフィーインキャッシュ

日本の保険制度について▶p100 参照

英語編 English

Chapter 1

Chapter 2

Chapter 3

Chapter 4

中国語編 Chinese

Chapter 1

Chapter 2

Chapter 3

Chapter 4

その他 Other

お薬手帳は持っていますか？

Do you have a medicine record book?
ドゥ　ユー　ハブ　ア　メディスン　レコード　ブック

はい YES. それ見せてもらってもいいですか？
Can I have a look at this?
キャナイハブア　ルックアットディス

いいえ NO.
① 新しく作ってください。
I need a new one.
アイニード　アニューワン

② 忘れました。シールだけください。
I forgot it. Can I have a seal?
アイフォゴットイット　キャナイハブアシール

③ わかりません。説明してください。
I don't understand. Please explain.
アイドントアンダースタンド　プリーズエクスプレイン

お薬手帳とは ┃ p102 参照

ジェネリック医薬品にしますか？

Would you like generic medicine?
ウジュ　ライク　ジェネリック　メディスン

はい YES.

いいえ NO. 先発品がいいです。
I want to use original drug.
アイウォントトゥユーズ　オリジナルドラッグ

わかりません。説明してください。
I have no idea. Please explain me the difference between
アイハブノーアイデア　プリーズエクスプレインミー　ザディファレンス　ビトウィーン
original drug and generic medicine.
オリジナルドラッグ　アンド　ジェネリックメディスン

ジェネリック医薬品とは ┃ p96 参照

患者について聞く②

薬を使用される方について教えてください。
Please tell me the person who will take
プリーズ　テル　ミー　ザ　パーソン　フー　ウィル　テイク
this medicine.
ディス　メディスン

日本では薬の使用量は年齢によって異なります。
薬を使用する人の年齢を教えてください。
In Japan, drug dosages vary according to
イン　ジャパン　ドラッグ　ドースェジェス　ヴァリー　アコーディング　トゥ
age-Please tell me the age of the person
エイジ　プリーズ　テル　ミー　ザ　エイジ　オブ　ザ　パーソン
who will take the medication.
フー　ウィル　テイク　ザ　メディケイション

（　　）歳 ＊1歳以下の場合は（　　）か月
（　　）years old. If less than 1 year old, （　　）months
（　　）イヤーズ　オールド　イフ　レス　ザン　ワン　イヤー　オールド、（　　）マンス

小児の場合、体重を教えてください。
Tell me his(her) weight, if children will
テル　ミー　ヒズ（ハー）　ウェイト　イフ　チルドレン　ウィル
take the medicine.
テイク　ザ　メディスン

`00.0kg`

（　　）kg

身長を教えてください。
Tell me the child's height.
テル　ミー　ザ　チャイルズ　ハイト

（　　）cm

指を差して教えてください！ Point at the picture with your finger!
ポイント　アット　ザ　ピクチャー　ウィズ　ユア　フィンガー

⑫

英語編
English

Chapter 1

Chapter 2

Chapter 3

Chapter 4

中国語編
Chinese

Chapter 1

Chapter 2

Chapter 3

Chapter 4

その他 Other

今までに薬を飲んだり、注射をした後に皮膚に
発疹が出たり、具合が悪くなったことがありますか?

Have you ever developed a rash or felt ill after
ハブ　ユー　エバー　ディベロップト　ア ゥラッシュオア フェルト イルアフター

taking medicine or receiving an injection?
テイキング　メディスン　オア レシーヴィング アンインジェクション

はい ▶ YES.   いいえ ▶ NO.

＊薬の名前がわかれば教えてください。

(　　　　　　　　　　　　　　　　　　　　　　)

If you know the name of the drug,
イフ　ユー　ノウ　ザ　ネイム　オブ　ザ　ドラッグ

please write it here.
プリーズ　ライト　イット　ヒア

1. 抗生物質　　Antibiotic
　　　　　　　アンティバイオティック

2. 解熱鎮痛薬　Antipyretics
　　　　　　　アンティパイレティックス

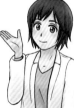

アレルギーまたは宗教的な理由で、食べられないものはありますか?

Do you have any allergies or food you can't eat
ドゥー　ユー　ハブ　エニー　アラジース　オア フード ユー キャント イート

due to religious reasons?
デュートゥー　レリジャス　リーゾンス

ある) Yes (　　　　　　　　　　　　　) 　　ない) No

※ 食べ物に関する単語は p122 参照　　アレルギーとはなにか▶ p98 参照

13

患者について聞く③
かんじゃ き

指を差して教えてください！
ゆび さ おし

Point at the picture with your finger!
ポイント アット ザ ピクチャー ウィズ ユア フィンガー

現在、定期的に飲んでいる薬はありますか？
げんざい ていきてき の くすり

Are you currently taking any medications on a regular basis?
アー ユー カレントリー テイキング エニー メディケイションズ オン ア レギュラー ベイシス

＊薬の名前がわかれば教えてください。
くすり なまえ おし

(   )

If you know the name of the drug, please write it in the space provided.
イフ ユー ノウ ザ ネーム オブ ザ ドラッグ プリーズ ライト イット イン ザ スペース プロバイデッド

1. 心臓病の治療薬　Medication for heart disease
   しんぞうびょう ちりょうやく　メディケイション フォア ハートディズィース
2. 肝臓病の治療薬　Medication for liver disease
   かんぞうびょう ちりょうやく　メディケイション フォア リバーディズィース
3. 高血圧の治療薬　Medication for high blood pressure
   こうけつあつ ちりょうやく　メディケイション フォア ハイブラッドプレッシャー
4. 糖尿病の治療薬　Medication for diabetes
   とうにょうびょう ちりょうやく　メディケイション フォア ダイアビーティス
5. 腎臓病の治療薬　Medication for kidney disease
   じんぞうびょう ちりょうやく　メディケイション フォア キッニーディズィース
6. 胃潰瘍・胃炎の治療薬　Medication for ulcer/gastritis
   いかいよう いえん ちりょうやく　メディケイション フォア アルサァ／ガストゥライティス
7. 睡眠薬　Sleeping pill
   すいみんやく　スリーピングビル
8. 精神安定剤　Sedative
   せいしんあんていざい　セディティブ

お酒は飲みますか？　Do you drink alcohol?
さけ の　ドゥ ユー ドリンク アルコホール

毎日飲みます	たまに飲みます	飲まない
まいにち の	の	の
Everyday	**Sometimes**	**No, I don't.**
エブリデイ	サムタイムズ	ノー、アイドント

英語編 English

Chapter 1

Chapter 2

Chapter 3

Chapter 4

中国語編 Chinese

Chapter 1

Chapter 2

Chapter 3

Chapter 4

その他 Other

タバコは吸いますか? Do you smoke?
ドゥ ユー スモーク

吸う Yes	吸わない No

今までにかかった病気はありますか?
Have you ever had any of the below diseases?
ハブ ユー エバー ハド エニーオブ ザ ビロウ ディズィーシーズ

1. 心臓の病気　Heart disease
   ハートディズィース
2. 肝臓の病気　Liver disease
   リバーディズィース
3. 高血圧　High blood pressure
   ハイブラッドプレッシャー
4. 糖尿病　Diabetes
   ダイアビーティス
5. 腎臓の病気　Kidney disease
   キッニーディズィース
6. 結核　Tuberculosis
   トゥバキュローシス
7. 緑内障　Glaucoma
   グラウコマ
8. 前立腺肥大症　Prostatic disease
   プロスタティック ディズィース
9. 喘息　Asthma
   アズマ

ない No	この中にはない Not in this. ノットインディス

※なんという病気ですか?（　　　　　　　　　　）
※治療は終了しましたか?　Is treatment complete?
　　　　　　　　　　　　イズトリートメント コンプリート

●治療済 Complete　　●今も治療中 Still undertreatment
　コンプリート　　　　　　スティルアンダートリートメント

現在、妊娠していますか。
Are you pregnant?
アー ユー プリグナント

はい（　　か月） Yes (　　months)	いいえ No

出産予定日がわかれば教えてください。
Tell me when your baby is due.
テル ミー ウェン ユア ベビー イズデュー

現在、授乳中ですか?
Are you breastfeeding?
ア ユー ブレストフィーディング

15

症状を聞く

どのような症状ですか？
What are your symptoms?
ホワット　アー　ユア　シンプトムズ

症状を選んでください。
Check the relevant symptoms.
チェック　ザ　レレヴァント　シンプトムズ

Touch!!

指を差して教えてください！
ポイント　アット　ザ　ピクチャー　ウィズ　ユア　フィンガー
Point at the picture with your finger!

風邪をひいた **Cold** コールド	咳が出る **Cough** カフ	喉が痛い **Sore throat** ソアスロート	体がだるい **Fatigue** ファ**ティー**グ

鼻水が出る
Runny nose
ラニーノーズ

鼻がつまる
Nasal congestion
ネイザルコンジェスチョン

頭痛がする
Headache
ヘデエイク

げっぷが出る
Belching
ベルチング

発熱
Fever
フィーヴァー

（　）℃

不眠
Insomnia
インソムニア

痰がからむ
Phlegm
フレム

熱性けいれん
Febrile convulsion
フェブリル　コンバルジョン

関節が痛い
Joint pain
ジョイントペイン

胃が痛い
Stomachache
スタマックエイク

心臓が苦しい
Heart pain
ハートペイン

動悸がする
Palpitation
パルピテイション

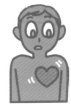

胸が痛い
Chest pain
チェストペイン

嘔吐
Vomiting
ヴォミティング

胃がもたれる
Indigestion
インディジェスチョン

胸やけがする
Heartburn
ハートバーン

吐き気がする
Nauseous
ナーシャス

発疹がある
Rash
ゥラーッシュ

不整脈
Irregular pulse
イレギュラーパルス

下痢
Diarrhea
ダイアリーア

便秘
Constipation
コンスティペイション

生理痛
Menstrual pain
メンストリューアルペイン

肛門がかゆい
Itchy around anus
イッチーアラウンドエイナス

耳鳴り
Ringing in ears
リンギングインイヤーズ

肛門が痛い
Pain in anal area
ペインインエイナルエリア

難聴
Difficulty hearing
ディフィカルティヒアリング

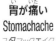

英語編 English

Chapter 1
Chapter 2
Chapter 3
Chapter 4

中国語編 Chinese

Chapter 1
Chapter 2
Chapter 3
Chapter 4

その他 Other

症状を聞く
しょうじょう き

指を差して教えてください！
ゆび さ おし
Point at the picture with your finger!
ポイント アット ザ ピクチャー ウィズ ユア フィンガー

排尿時に痛みがある
はいにょうじ いた
Pain on urination
ペインオンユリネイション

足の指の間がかゆい
あし ゆび あいだ
Itchy between toes
イッチービトゥイーントゥーズ

火傷をした
やけど
Burn
バーン

目がかゆい
め
Itchy eyes
イッチーアイズ

めまい
Dizzy
ディズィー

体の＿＿＿が痛い
からだ いた
(　　　) pain
(　　　) ペイン

目が痛い
め いた
Eye pain
アイペイン

貧血
ひんけつ
Anemia
アネミア

体の＿＿＿がかゆい
からだ
Itchy (　　　)
イッチー (　　　)

頭がかゆい
あたま
Itchy scalp
イッチースカルプ

関節が痛い
かんせつ いた
Joint pain
ジョイントペイン

体の部位は
からだ ぶい
折り込みシート参照
Please refer to
the folding sheet.

体の一部が腫れている
からだ いちぶ は
Swelling of body part
スウェリングオブボディパート

頻尿
ひんにょう
Frequent urination
フリークエントユリネイション

怪我をした
けが
Injury
インジャリー

肩こり
かた
Shoulder stiffness
ショルダースティフネス

歯が痛い
は いた
Toothache
トゥースエイク

その症状があるのはいつですか?
When do you have the symptom?
ホエン ドゥ ユー ハブ ザ シンプトム

Touch!!

いつも	歩いたときに	押すと痛い
Always	**When walking**	**Tender to touch**
オールウェイズ	ホエンウォーキング	テンダートゥタッチ

朝	昼	夜
In the morning	**In the afternoon**	**In the evening**
インザモーニング	インジアフタヌーン	インジイヴニング

睡眠時	空腹時	満腹時
When sleeping	**On empty stomach**	**On full stomach**
ホエンスリーピング	オンエンプティスタマック	オンフルスタマック

どのような痛みですか?
What kind of pain is it?
ホワット カインド オブ ペイン イズ イット

Touch!!

強くなったり弱くなったりする痛み	鈍痛
Sometimes strong , sometimes weak	**Dull pain**
サムタイムスストロング サムタイムスウィーク	ダル ペイン

刺すような痛み	ズキズキ
Stabbing / sharp pain	**Throbbing pain**
スタビング／シャープ ペイン	スロビング ペイン

1～6で分けた場合、どのくらい痛みますか?
On a scale of 1 to 6, how much does it hurt?
オン ア スケール オブ ワン トゥ シックス ハウ マッチ ダズ イット ハート

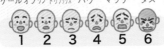

1 2 3 4 5 6

英語編 English

Chapter 1
Chapter 2
Chapter 3
Chapter 4
中国語編 Chinese
Chapter 1
Chapter 2
Chapter 3
Chapter 4
その他 Other

| 薬の紹介 |
About your prescription.
アバウト　ユア　プレスクリプション

お待たせしました。
I'm sorry to have kept you waiting.
アイム　ソーリー　トゥ　ハヴ　ケプト　ユー　ウェイティング

この種類の薬です。
This medicine is the kind of ＿＿＿＿.
ディス　メディスン　イズ　ザ　カインド　オブ

Touch!!

指を差して教えてください！
Point at the picture with your finger!
ポイント　アット　ザ　ピクチャー　ウィズ　ユア　フィンガー

[風邪の症状など]
Cold symptoms, etc.
コールド　シンプトムズ　エトセトラ

抗生物質
Antibiotic
アンティバイオティック

熱を下げる薬
Reduces fever
リドゥーセスフィーバー

風邪薬
Cold remedy
コールドレメディ

咳止め
Cough suppressant
カフサプレサント

気管支拡張薬
Bronchodilator
ブロンコダイレイター

痰をやわらかくして出す薬
Expectorant
エクスペクトラント

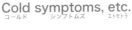

[風邪の症状など]
Cold symptoms, etc.
コールド　シンプトムズ　エトセトラ

鼻づまりを治す薬
Relieves nasal congestion
リリーヴスネイザルコンジェスチョン

鼻水止めの薬
Runny nose remedy
ラニーノーズレメディ

熱性けいれんの薬
Drug for febrile convulsion
ドラッグ　フォア　フェプリルコンバルジョン

鎮痛薬
Pain killer
ペインキラー

頭痛薬
Headache remedy
ヘデイクレメディ

喉の痛み止め
Sore throat remedy
ソアスロートレメディ

うがい薬
Gargle
ガーグル

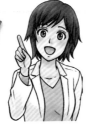

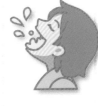

英語編 English

Chapter 1
Chapter 2
Chapter 3
Chapter 4
中国語編 Chinese
Chapter 1
Chapter 2
Chapter 3
Chapter 4
その他 Other

薬の紹介
（くすり）（しょうかい）

About your prescription.
アバウト　ユア　プレスクリプション

［消化器系の症状など］
（しょうかきけい）（しょうじょう）

Such as symptoms of the digestive system
サッチ　アズ　シンプトムズ　オブ　ザ　ダイジェスティブ　システム

胃薬
（いぐすり）

For stomach discomfort
フォアスタマックディスコンフォート

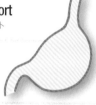

胃炎・潰瘍の治療薬
（いえん）（かいよう）（ちりょうやく）

Gastric/ulcer remedy
ガストリック／アルサァ　レメディ

整腸薬
（せいちょうやく）

Drug for digestive problems
ドラッグフォアダイジェスティブプロブレムス

消化酵素の薬
（しょうかこうそ）（くすり）

Digestive aid
ダイジェスティブエイド

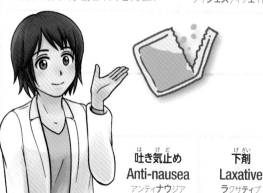

吐き気止め
（は）（け　ど）

Anti-nausea
アンティナウジア

下剤
（げざい）

Laxative
ラクサティブ

げり と くすり
下痢を止める薬
Anti-diarrheal
アンティ ダイアリーアル

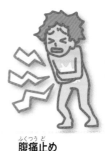

かんぞうびょう くすり
肝臓病の薬
For liver disease
フォアリバーディズィース

すいぞうびょう くすり
膵臓病の薬
For pancreatic disease
フォアパンクリアティックディズィース

ふくつう ど
腹痛止め
Relieves abdominal pain
リリーヴスアブドミナルペイン

たん びょう くすり
胆のう病の薬
For gallbladder disease
フォアガルブラッダーディズィース

り にょうやく にょう だ くすり
利尿薬（尿を出す薬）
Diuretic (urinary help)
ダイウレディック（ユリナリーヘルプ）

ひ ふ ぬ くすり
[皮膚、塗り薬など]
Skin, ointment, etc.
スキン　オイントメント　エトセトラ

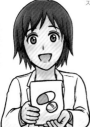

ふくじんひ しつ ざい
副腎皮質ホルモン剤
Steroid
ステロイド

みずむし くすり
水虫の薬
For athlete's foot/Jock itch
フォアアスリーツフッ／ジョックイッチ

じ くすり
痔の薬
Hemorrhoid remedy
ヘムロイドレメディ

かゆ ど
痒み止め
Relieves itchiness
リリーヴスイッチネス

英語編
English

Chapter 1

Chapter 2

Chapter 3

Chapter 4

中国語編
Chinese

Chapter 1

Chapter 2

Chapter 3

Chapter 4

その他
Other

｜薬の紹介｜
About your prescription.
アバウト　ユア　プレスクリプション

指を差して教えてください！
ポイント　アット　ザ　ピクチャー　ウィズ　ユア　フィンガー
Point at the picture with your finger!

[精神・めまいなど]
mental, dizziness, etc.
メンタル　　ディズィネス

睡眠薬
Sleeping pill
スリーピングピル

めまい止め
Relieves dizziness
リリーヴズ ディズィネス

耳鳴りの治療薬
Relieves ringing in ears
リリーヴズ リンギング イン イヤーズ

乗り物酔い止め
Motion sickness remedy
モーション シックネス レメディ

精神安定薬
Sedative
セダティブ

[特定の病気に関するもの]
a specific disease
ア　スペシフィック　ディズィース

てんかん予防・治療薬
Anti-epileptic
アンティエピレプティック

抗がん薬
Anti-cancer drug
アンティキャンサードラッグ

英語編
English

Chapter 1

Chapter 2

Chapter 3

Chapter 4

中国語編
Chinese

Chapter 1

Chapter 2

Chapter 3

Chapter 4

Other
その他

[特定の病気に関するもの]
a specific disease
ア　スペシフィック　ディズィース

喘息発作の予防薬
Drug for preventing asthma attacks
ドラッグフォアプリヴェンティング　アズマアタックス

喘息発作の薬
Drug for asthma attacks
ドラッグフォア　アズマアタックス

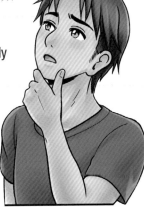

結核の治療薬
Tuberculosis remedy
トゥバキュローシスレメディ

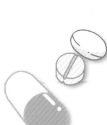

不整脈の治療薬
For irregular pulse
フォアイレギュラーパルス

ニトログリセリン
Nitroglycerin
ナイトログリセリン

薬の紹介（くすり しょうかい）

About your prescription.
アバウト ユア プレスクリプション

指を差して教えてください！
ポイント アット ザ ピクチャー ウィズ ユア フィンガー
Point at the picture with your finger!

[女性に関するもの（じょせい かん）]
Thing about woman
シング アバウト ウーマン

婦人科の薬（ふじんか くすり）
Medicine for obstetrics
メディスンフォアオブステトリクス
gynecological-related symptoms
ガイネコロジカル リレイテッドシンプトムズ

経口避妊薬（けいこう ひ にんやく）
Oral contraceptive
オーラル コントラセプティブ

生理不順の治療薬（せいり ふじゅん ちりょうやく）
Irregular menstrual remedy
イレギュラーメンストゥアルレメディ

子宮収縮薬（しきゅうしゅうしゅくやく）
Relieves uteral contraction
リリーヴスユーテラルコントラクション

[生活習慣病（せいかつしゅうかんびょう）]
Lifestyle-related diseases
ライフスタイル リレイテッド ディズィーシーズ

コレステロールを下げる薬（さ くすり）
Lowers cholesterol
ロワーズコレステロール

痛風の治療薬（つうふう ちりょうやく）
Gout remedy
ゴウトレメディ

血圧を下げる薬（けつあつ さ くすり）
Lowers blood pressure
ロワーズブラッドプレッシャー

中性脂肪を下げる薬（ちゅうせいしぼう さ くすり）
Lowers neutral fats
ロウワーズニュートラルファッツ

血糖を下げる薬（けっとう さ くすり）
Lowers blood sugar
ロウワーズ ブラッドシュガー

英語編
English

Chapter 1

Chapter 2

Chapter 3

Chapter 4

中国語編
Chinese

Chapter 1

Chapter 2

Chapter 3

Chapter 4

その他
Other

[その他]
Others
アザーズ

カルシウム剤
Calcium supplement
カルシュームサプリメント

鉄剤
Iron preparations
アイロン　プリパレイションズ

駆虫剤
Anti-parasitic drug
アンティパラシティックドラッグ

ホルモン剤
Hormone
ホールモン

ビタミン剤
Vitamin
ヴァイタミン

抗アレルギー薬
Anti-allergy
アンチ**ア**ラジー

抗ヒスタミン薬
Antihistamine
アンチ**ヒ**スタミン

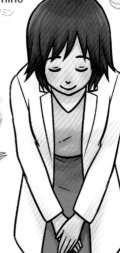

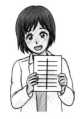

薬についての説明①
About your medicine
アバウト　ユア　メディスン

指を差して教えてください！
Point at the picture with your finger!
ポイント　アット　ザ　ピクチャー　ウィズ　ユア　フィンガー

[薬の形状]
Type of medicine
タイプ　オブ　メディスン

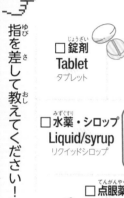

□ 錠剤
Tablet
タブレット

□ 舌下錠
Sublingual tablet
サブリングアルタブレット

□ カプセル
Capsule
カプスル

□ 水薬・シロップ
Liquid/syrup
リクイッドシロップ

□ 粉薬
Powder
パウダー

□ ドライシロップ
Dry syrup
ドライシロップ

□ 点眼薬
Eye drops
アイドロップス

□ 点耳薬
Ear drops
イヤードロップス

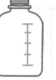

□ 点鼻薬
Nose drops
ノーズドロップス

□ 膣剤
Vaginal medicine
ヴァジナルメディスン

□ 湿布薬
Compress
コンプレス

□ 塗り薬
Ointment
オイントメント

□ 坐薬
Suppository
サポジトリー

□ 経皮吸収製剤
Percutaneous
パーキュテイニオス
absorbent
アブソーベント

□ うがい薬
Gragle
ガーグル

□ 吸入薬
Inhaler
インヘイラー

英語編
English

Chapter 1

Chapter 2

Chapter 3

Chapter 4

中国語編
Chinese

Chapter 1

Chapter 2

Chapter 3

Chapter 4

その他
Other

□ この<ruby>薬<rt>くすり</rt></ruby>は<ruby>定期的<rt>ていきてき</rt></ruby>に<ruby>服用<rt>ふくよう</rt></ruby>・<ruby>使用<rt>しよう</rt></ruby>してください。

Take / use this medicine regularly.

テイク　ユーズ　ディス　メディスン　　レギュラリー

Touch!!

□ 1<ruby>日<rt>にち</rt></ruby>1<ruby>回<rt>かい</rt></ruby>
Once a day
ワンス　アデイ

□ 1<ruby>日<rt>にち</rt></ruby>2<ruby>回<rt>かい</rt></ruby>
Twice a day
トゥワイス　アデイ

□ 1<ruby>日<rt>にち</rt></ruby>（　）<ruby>回<rt>かい</rt></ruby>
(　) times a day
（　）タイムス　アデイ

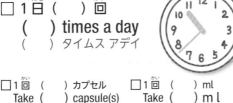

□ 1<ruby>回<rt>かい</rt></ruby>（　）<ruby>カプセル<rt></rt></ruby>
Take (　) capsule(s)
テイク（　）カプスル

□ 1<ruby>回<rt>かい</rt></ruby>（　）ml
Take (　) ml
テイク（　）ミリリッター

□ 1<ruby>回<rt>かい</rt></ruby>（　）<ruby>袋<rt>ふくろ</rt></ruby>
Take (　) packet(s)
テイク（　）パケット

□ 1<ruby>回<rt>かい</rt></ruby>（　）<ruby>吸入<rt>きゅうにゅう</rt></ruby>
Take (　) puff(s)
テイク（　）パフ

□ 1<ruby>回<rt>かい</rt></ruby>（　）<ruby>目盛り<rt>めもり</rt></ruby>
Take (　) measure(s)
テイク（　）メジャー

□ 1<ruby>回<rt>かい</rt></ruby>（　）<ruby>滴<rt>てき</rt></ruby>
Take (　) drop(s)
テイク（　）ドロップ

□ 1<ruby>回<rt>かい</rt></ruby>（　）<ruby>錠<rt>じょう</rt></ruby>
Take (　) tablet(s)
テイク（　）タブレット

□ 1<ruby>回<rt>かい</rt></ruby>（　）<ruby>噴霧<rt>ふんむ</rt></ruby>
Take (　) spray
テイク（　）スプレー

□ 1<ruby>回<rt>かい</rt></ruby>（　）<ruby>個<rt>こ</rt></ruby>
Take (　) piece(s)
テイク（　）ピース

薬についての説明②
About your medicine
アバウト　ユア　メディスン

指を差して教えてください！
Point at the picture with your finger!
ポイント　アット　ザ　ピクチャー　ウィズ　ユア　フィンガー

この薬は以下の時間に使用してください。
Use this medicine at the following times.
ユーズ ディス メディスン アット ザ フォロウィング タイムス

Touch!!

□朝
Morning
モーニング

□昼
Noon
ヌーン

□夕
Evening
イブニング

□空腹時
on an empty stomach
オンアンエンプティスタマック

□就寝前
before going to bed/sleep
ビフォアゴーイングトゥベッド／スリープ

□食前
before each meal
ビフォアイーチミール

□食間
between meals
ビトゥイーンミールズ

□食後
after each meal
アフターイーチミール

□**この薬は症状があるときだけ使ってください。**
Use this medicine only if you have symptoms.
ユーズ　ディスメディスン　オンリーイフ　ユーハブ　シンプトムズ

保管方法 How to store your medicine
ハウ トゥー ストア ユア メディスン

Touch!!

□**冷蔵庫で保管してください。** Please keep the medicine refrigerated.
プリーズキープザメディスンリフリジレイテッド

□**日光に当たらないように常温で保管してください。**
Please store in room temperature, away from the sunlight.
プリーズストアインルームテンパラチャー　アウェイフロムザサンライト

□**湿気のないところに保管してください。** Please store in a dry place.
プリーズストアインア ドライ プレイス

□**紫外線を避けてください。**
Avoid UV rays.
アヴォイド　ユーヴイ　レイズ

英語編
English

Chapter 1

Chapter 2

Chapter 3

Chapter 4

中国語編
Chinese

Chapter 1

Chapter 2

Chapter 3

Chapter 4

その他
Other

使用期間と注意事項 Period of use and precautions
ピリオド オブユーズ アンド プリコウションズ

Touch!!

☐ この薬は症状が良くなったら服用を止めてください。
Stop taking the medicine once the symptoms have improved.
ストップテイキングザメディスン ワンスザシンプトムズハブインプルーブド

☐ 症状が良くなっても医師の指示なく勝手に使用を止めないでください。
Don't stop taking the medicine without consulting a doctor,
ドントストップ テイキングザメディスン ウィザウトコンサルティングアドクター
even if your symptoms improve.
イーブンイフ ユアシンプトムズ インプルーブ

☐ ( )時間くらい間をあけて使用してください。
Wait about ( )hours and use again.
ウェイトアバウト ( ) アワーズ アンドユーズアゲイン

☐ 薬を飲む前後2時間のうちに、( )を飲まないでください。
Don't drink ( ) two hours before and after taking the medicine.
ドントドリンク ( ) トゥーアワーズ ビフォアアンドアフター テイキングザメディスン

牛乳	お茶	ジュース	乳製品
milk	tea	juice	dairy products
ミルク	ティー	ジュース	デイリープロダクツ

便秘薬	鉄剤	カルシウム	胃薬
laxatives	iron pill	calcium	stomach medicine
ラクサティヴス	アイロンピル	カルシウム	スタマックメディスン

☐ 開封後、( )日以内に使ってください。
Use within ( ) days.
ユーズウィディン ( ) デイズ

薬の使い方
（くすり）（つか）（かた）

How to take / use your medicine
ハウ トゥ テイク ユーズ ユア メディスン

[内服] Internal use
（ないふく）　インターナル　ユーズ

噛（か）まずに水（みず）と一緒（いっしょ）に飲（の）んでください。

Take with water (don't chew).
テイクウィズウォーター　（ドントチュー）

コップ 1 杯（ばい）以上（じょう）の水（みず）と一緒（いっしょ）に飲（の）んでください。

Take with at least one cup of water.
テイクウィズアットリースト　ワンカップオブウォーター

[酔（よ）い止（ど）め薬（ぐすり）] 乗（の）り物（もの）に乗（の）る 30 分前（ぷんまえ）に飲（の）んでください。

Take 30 minutes before riding a moving vehicle.
テイクサーティーミニッツ　ビフォアライディングアムーヴィングヴィーアクル

[外用] External use
（がいよう）　エクスターナル　ユーズ

[トローチ] 噛（か）まずに口（くち）のなかで溶（と）かしてください。

Without chewing, allow to dissolve in your mouth.
ウィザウトチューイング　アロウトゥ　ディソルヴインユアマウス

[舌下錠（ぜっかじょう）] 飲（の）み込（こ）まずに舌下（ぜっか）で溶（と）かしてください。

Without swallowing it, let it dissolve under your tongue.
ウィザウト　スワロウイングイット　レットイットディソルヴ　アンダーユアタン

[舌下錠（ぜっかじょう）] 発作時（ほっさじ）に使（つか）うのでいつも持（も）ち歩（ある）いてください。

Be sure to always carry it with you for use
ビーシュアトゥオールウェイズ　キャリーイットウィズユーフォア　ユーズ

in case of an attack.
インケイスオブアンアタック

[塗（ぬ）り薬（ぐすり）] 患部（かんぶ）に塗（ぬ）ってください。　**Apply the affected area.**
アプライ　ジアフェクテッドエリア

あまりすりこまずに、のせるように塗（ぬ）ってください。

Do not rub it in, lightly spread it.
ドゥノットラブイットイン　ライトリースプレッドイット

指（ゆび）を差（さ）して教（おし）えてください！
ポイント アット ザ ピクチャー ウィズ ユア フィンガー
Point at the picture with your finger!

薬を使ったところは紫外線・日光を避けてください。

Avoid UV rays and sunlight where you have used medicine.

アヴォイドユーヴイレイズアンドサンライトホエアユーハブユーズドメディスン

[坐薬] 肛門から指で入れてください。

Insert into the rectum using your finger.

インサートイントゥ　ザ　レクタム　ユージングユアフィンガー

[坐薬] 挿入後、ティッシュなどで押さえて5〜10秒待ってください

Use toilet paper and hold for 5-10 seconds after inserting the medicine.

ユーストイレットペーパーアンドホールドフォーファイブトゥーテンセカンズアフターインサーティングザメディスン

[うがい薬] 水で薄めてうがいしてください。

Dilute with water and gargle.

ダイルートウィズウォーター　アンドガーグル

[膣剤] 膣の奥へ指で入れてください。

Insert with fingers to deepest part of vagina.

インサート　ウィズフィンガーズトゥディーペスト　パートオブヴァジャイナ

[経皮吸収製剤] 新しいテープを貼るときは、同じところを避けて貼ってください。

When applying new tape, avoid applying it at the same place.

ホェンアプライング　ニューテープ　アヴォイドアプライングイット　アットザセイムプレイス

[点眼・点耳・点鼻] 粉を液で溶かしてから（点眼・点耳）してください。

Mix the powder and liquid together and place drops in (eye・ear).

ミックス　ザパウダーアンドリキッドトゥゲザー　アンドプレイスドロップス　イン（アイ・イヤー）

[その他] etc

エトセトラ

2種類の薬を使用するときは、
（　　）分以上間隔を空けてください。

Please wait until (　　) minutes before next dose,

プリーズウェイト　アンティル（　　）ミニッツ　ビフォアネクストドーズ

when you use 2 kind of medicine.

ホェンユー　ユーズトゥーカインドオブメディスン

よく振ってから使ってください。　　**Shake well before using.**

シェイクウェルビフォアユージング

英語編 English

Chapter 1

Chapter 2

Chapter 3

Chapter 4

中国語編 Chinese

Chapter 1

Chapter 2

Chapter 3

Chapter 4

その他 Other

| 副作用について |
Side effects
サイド　エフェクツ

以下の副作用が起こる場合があります。
You may have the following side effects.
ユー　メイ　ハブ　ザ　フォロウイング　サイド　エフェクツ

Touch!!

指を差して教えてください！
Point at the picture with your finger!
ポイント　アット　ザ　ピクチャー　ウイズ　ユア　フィンガー

□ 眠気
Sleepiness
スリーピネス

□ 下痢
Diarrhea
ダイアリーア

□ 便秘
Constipation
コンスティペイション

□ 胃痛
Stomachache
スタマックエイク

□ 尿や便の着色
Coloring urine or stool
カラーリング　ユーリン　オアストゥール

□ 発疹
Rash
ウラーッシュ

□ ひりつき
Lighted
ライテッド

□ かゆみ
Itch
イッチ

□ 手のふるえ
Hand shake
ハンドシェイク

□ 動悸
Palpitation
パルピテイション

□ 呼吸が苦しい
Breathing is difficult
ブリージング　イズ　ディフィカルト

□ 熱
Fever
フィーヴァー

[対応]
Counter measure
カウンター　メージャー

□ 特に心配ありません。
No worries.
ノーウォーリーズ

□ ひどくなければ続けてください。
If the symptom is not bad, please continue.
イフザシンプトム　イズノットバッド　プリーズコンティニュー

□ ひどければ連絡をください。
If the symptoms are severe, please contact us.
イフザシンプトムズ　アースィヴィア　プリーズコンタクトアス

□ すぐに連絡してください。
Please contact us immediately.
プリーズコンタクトアス　イミディアットリー

□ 副作用は特にありません。
No side effects.
ノーサイドエフェクツ

副作用とはなにか▌p94 参照

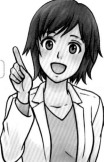

英語編 English

Chapter 1

Chapter 2

Chapter 3

Chapter 4

中国語編 Chinese

Chapter 1

Chapter 2

Chapter 3

Chapter 4

その他 Other

| おわりに |
In conclusion
イン コンクルージョン

何かわからないことがありますか。
Is there anything you don't understand?
イズゼア　エニシングユードントアンダースタンド

（　　）日後にまた（来てください・来ます）。
Please come back (I will comeback)
プリーズ　カムバック　　　　　　（アイウィルカムバック）
in (　　) days.
イン（　　）デイズ

（　　）週間後にまた（来てください・来ます）。
Please come back (I will come back)
プリーズ　カムバック　　　　　　（アイウィルカムバック）
in (　　) weeks.
イン（　　）ウィークス

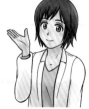

お大事になさってください。
Take care.
テイクケア

ここがわかりません。もう一度教えてください。
I don't understand this, please explain it again.
アイドントアンダースタンドディス　プリーズエクスプレイン　イットアゲイン

よくわかりました。ありがとうございます。
I see. Thank you very much.
アイシー　センキューベリーマッチ

指を差して教えてください！ Point at the picture with your finger!
ポイント　アット　ザ　ピクチャー　ウィズ　ユア　フィンガー

英語編 English

Chapter 1

Chapter 2

Chapter 3

Chapter 4

中国語編 Chinese

Chapter 1

Chapter 2

Chapter 3

Chapter 4

その他 Other

薬を使用する方へ
To those of you taking medicines
トゥ　ドーズ　オブ　ユー　テイキング　メディスンズ

Touch!!

薬を指示より多く飲みすぎたり、1日に何度も飲んだりすることは、あなたの健康にとって非常に危険です。絶対にしないでください。

Taking more than the prescribed
テイキングモアザン　ザプリスクライブド
amount or taking a medicine
アマント　オアテイキングアメディスン
many times in a day is extremely
メニータイムス　イナデイ　イズ　エクストリーミリィ
dangerous to your health.
デンジャラス　トゥユアヘルス
Don't do it.
ドントドゥイット

副作用の症状がひどい場合、体のかゆみや発疹、発熱がある場合は必ず医師に相談してください。そのときに薬も持参してください。

When symptoms of side effects
ホエンシンプトムズ　オブサイドエフェクツ
are severe or when you develop a
アースィヴィアオア　ホエンユーデベロップア
body itch, rash or fever,
ボディイッチ　ウラーッシュオアフィーバー
please be sure to consult your
プリーズビーシュア　トゥコンサルトユア
physician (bring your medication
フィジシャン（ブリング　ユア　メディケイション
with you).
ウィズユー）

薬は子どもの手の届かないところに保管してください。

Keep out of reach of children.
キープ　アウトオブリーチオブチルドレン

アルコール、タバコは控えてください。

Please refrain from alcohol/
プリーズリフレインフロムアルコホール／
cigarettes as much as possible.
シガレッツ　アズマッチアズ　ポッシブル

ドラッグストアでの対応 | At drugstore |
アットドラッグストア

指を差して教えてください！
Point at the picture with your finger!
ポイント　アット　ザ　ピクチャー　ウィズ　ユア　フィンガー

何かお探しでしょうか？
May I help you?
メイ　アイ　ヘルプ　ユー

Are you looking for something in particular?
アー　ユー　ルッキング　フォー　サムシング
イン　パティキュラー

こちらの薬をください。
Do you have medicine for ＿＿＿?
ドゥ　ユー　ハブ　メディスン　フォア

※薬品については Chapter3 を参照してください。 **p20**

はい、こちらが○○○の薬です。
Yes. This is medicine for＿＿.
イエス　ディス　イズ　メディスン　フォア

この商品を探しています。
I am looking for ＿＿＿.
アイ　アム　ルッキング　フォー

Go to
next page.

こちらがその商品です。
This is the product.
ディス　イズ　ザ　プロダクト

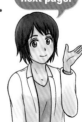

英語編 English

Chapter 1
Chapter 2
Chapter 3
Chapter 4
中国語編 Chinese
Chapter 1
Chapter 2
Chapter 3
Chapter 4
その他 Other

指を差して教えてください！
Point at the picture with your finger!
ポイント　アット　ザ　ピクチャー　ウイズ　ユア　フィンガー

Touch!!

目薬
eyedrops
アイドロップス

コンタクト洗浄液
contact lens solution
コンタクトレンズソリューション

かゆみ止め
antipruritic
アンタイプルリティック

虫よけ
insect repellent
インセクトレペレント

シップ
compress
コンプレス

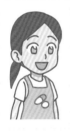

温シップ
hot compress
ホットコンプレス

冷シップ
cold compress
コールドコンプレス

ビタミン剤
vitamin compound
ヴァイタミンコンパウンド

のど飴
candy for throat
キャンディフォアスロート

栄養食品
nutritional foods
ニュートリショナルフーズ

マスク
surgical mask
サージカルマスク

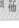

39

Touch!! バンドエイド

指を差して教えてください！
Point at the picture with your finger!
ポイント　アット　ザ　ピクチャー　ウィズ　ユア　フィンガー

バンドエイド
band aid
バンドエイド

消毒液
sanitizer
サニタイザー

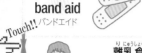

離乳食
baby food
ベイビーフード

生理用品
sanitary napkins
サニタリーナプキンズ

カイロ
disposable body warmer
ディスポーサブル　ボディウォーマー

ティッシュペーパー
tissue
ティシュー

トイレットペーパー
toilet paper
トイレットペーパー

体温計
thermometer
セモメター

シャンプー
shampoo
シャンプー

トリートメント
hair treatment
ヘアートリートメント

おむつ
diapers
ダイパース

ヘアスタイリング
hairstyling
ヘアスタイリング

ハンドクリーム
hand cream
ハンドクリーム

シェービングクリーム
shaving cream
シェーヴィングクリーム

英語編
English

Chapter 1

Chapter 2

Chapter 3

Chapter 4

中国語編
Chinese

Chapter 1

Chapter 2

Chapter 3

Chapter 4

その他
Other

歯ブラシ
toothbrush
トゥースブラシ

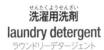

爪切り
nail clippers
ネイルクリッパーズ

歯磨き粉
toothpaste
トゥースペースト

耳かき
earpick
イヤーピック

洗濯用洗剤
laundry detergent
ラウンドリーデタージェント

食器用洗剤
dishwashing detergent
ディッシュワッシング ディタージェント

掃除用洗剤
cleaner
クリーナー

パック
face pack
フェイスパック

美容液
moisturizer
モイスチュアライザー

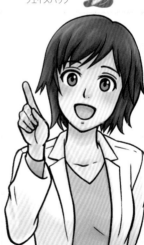

日焼けどめ
sun protection
サンプロテクション

化粧水
lotion
ローション

乳液
milky lotion
ミルキーローション

香水
perfume
パーフューム

ファンデーション
foundation
ファンデーション

化粧下地
makeup base
メイカップベース

チーク
blush
ブラシュ

アイシャドー
eyeshadow
アイシャドウ

アイブロウ
eyebrowpen
アイブロウペン

マニキュア
nail polish
ネイルポリッシュ

メイク落とし
makeup remover
メイカップリムーバー

トラブル

汚い
dirty
ダーティ

壊れた
broken
ブロークン

傷がある
damaged
ダメージド

新品
new one
ニューワン

別のサイズ
different size
ディファレントサイズ

ほかの商品
another item
アナザーアイテム

セール品
goods on sale
グッズオンセール

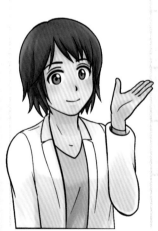

Touch!!

指を差して教えてください！

Point at the picture with your finger!
ポイント　アット　ザ　ピクチャー　ウイズ　ユア　フィンガー

ドラッグストアの接客で使えるフレーズ

そちらの商品はお店の奥にあります。 It is in the back.
イトイズ　インザバック

そちらの商品は2階にあります。 It is on the second floor.
イトイズ　オンザセカンドフロア

こちらはどうでしょう? How about this one?
ハウアバウト・ディ・スワン

軽い症状ですか?　重い症状ですか?
What is the condition of your illness?
ホワットイズザコンディションオブユアイルネス
Is it serious? Or just a light illness?
イズイットシリアス?　オアジャスト　アライトイルネス

私はこちらを勧めます。 I'd recommend this one.
アイド　レコメンドディスワン

おひとり様1個までとなります。 One per person only.
ワンパーパーソンオンリー

残念ながらただいま在庫をきらしております。
This product is out of stock.
ディスプロダクトイズ　アウトオブストック

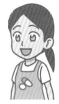

申し訳ございません。
当店では免税サービスを行うことができません。
Unfortunately,
アンフォーチュネットリー
we are unable to provide duty-free service at the store.
ウィーアーアネーブルトゥプロバイド　デューティーフリーサービス　アットザストア

Chapter 1
Chapter 2
Chapter 3
Chapter 4
中国語編 Chinese
Chapter 1
Chapter 2
Chapter 3
Chapter 4
その他 Other

お会計は〇〇円でございます。Your total will be (　　) yen.
ユアトータル　ウィルビー　(　　) イェン

こちらは消費税込みの値段です。
The price includes the consumption tax.
ザプライスインクルーズ　ザコンサンプションタックス

どちらのお支払い方法になりますか?
How would you like to pay?
ハウ　ウジュライクトゥペイ

Touch!!

指を差して教えてください!

現金	クレジットカード
Cash	Credit card (VISA・Master card)
キャッシュ	クレジットカード (ヴィザ・マスターカード)

携帯アプリ	トラベラーズチェック
Mobile application	Traveler's check
モーボウアプリケイション	トラベラーズチェック

現金のみのお取り扱いでございます。We only accept cash.
ウィーオンリーアクセプトキャッシュ

お釣りでございます。Here's your change.
ヒアズユアチェンジ

免税カウンターにて消費税分を現金で返金いたします。
You will be reimbursed in cash
ユーウィルビー　レインバーズドインキャッシュ

for the consumption tax at the Duty-Free counter.
フォアザコンサンプションタックス　アッツザ　デューティーフリーカウンター

またのご来店をお待ちしております。
I look forward to serving you again.
アイルックフォワードトゥサービングユーアゲイン

Point at the picture with your finger!
ポイント　アット　ザ　ピクチャー　ウィズ　ユア　フィンガー

困ったときのフレーズ

Phrase when a pharmacist is in trouble
フレーズ ウェン ア ファーマシスト イズ イン トラブル

英語編 English

Chapter 1

Chapter 2

Chapter 3

Chapter 4

中国語編 Chinese

Chapter 1

Chapter 2

Chapter 3

Chapter 4

その他 Other

この本を使いながら説明してもいいですか？
May I explain it by using this book?
メイアイ エクスプレインイット バイユージングディスブック

ここを見てください。
Please look at this.
プリーズ ルックアットディス

すみませんが、もう少しゆっくりしゃべってくれますか？
Sorry, could you speak more slowly?
ソーリー、クジュスピークモアスロウリィ

もう一度言ってもらえますか？
Could you repeat that?
クジュリピートザット

それはどういう意味ですか？
What do you mean?
ワッドゥユミーン

すみません、聞き取れませんでした。
Sorry, I couldn't understand what you said.
ソーリー アイクドゥントアンダースタンドワッチューセッド

ここに書いてください。
Can you write it for me here?
キャンユーライトイットフォーミーヒア

患者の SOS フレーズ
かんじゃ

SOS phrase for patient
エスオーエス　フレーズ　フォア　ペイシェント

Touch!!
指を差して教えてください！
ゆび さ おし
ポイント アット ザ ピクチャー ウィズ ユア フィンガー
Point at the picture with your finger!

救急車を呼んでください。
きゅうきゅうしゃ よ

Please call an ambulance.
プリーズ　コール　アン　アンビュランス

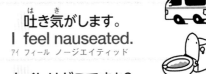

吐き気がします。
は き

I feel nauseated.
アイ フィール ノージエイティッド

トイレはどこですか?

Where is the restroom?
ホエア　イズ　ザ　レストルーム

横にならせてください。
よこ

I need to lie down.
アイ ニード トゥ ライ ダウン

水をください。
みず

Please give me a glass of water.
プリーズ　ギブ　ミー　ア　グラス　オブ　ウォーター

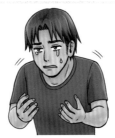

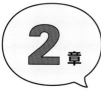

2章

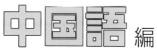

中国語 編

中文篇

接客対応フローチャート／流程図

Start

何かお困りですか？
您需要什么？
ニンシューヤオシェンマ？
▶P50

薬が欲しいです
我想买点药。
ウォーシャンマイ
ディエンヤヲ

Chapter 1 - ❶

処方箋はお持ちですか？
您有处方吗？
ニンヨウチューファンマ？
▶P51

いいえ
没有

この商品を探しています。
（薬以外）
我想找这种商品。
ウォシェアンジャオジェージュン
シャンピン

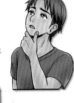

Chapter 2 - ❷

どのような症状ですか？
有什么症状？
ヨウシェンマジェンジュアン
▶P62

Chapter 4

こちらがその商品です。
这是您要的商品。
ジェシュニンヤオダー
シェンピン
▶P85

薬がない・
処方箋が必要

Chapter 1 - ❷

その薬は処方箋なしで売ることができません。
など…
这种药没有处方不能卖。
ジェージョンヤヲメイヨウ
チューファンブーナンマイ
▶P53

Chapter 2 - ①

（保険証・お薬手帳）は
お持ちですか？
您有
（保险证・药物手册）
吗？
ニンヨウ（バオシェンジェン・
ヤヲウーショウツァー）マ？
▶ P56

Chapter 2 - ①

薬を使用される方について
教えてください
请告诉我是哪
位用药？
チンガスゥウォーシーナー
ウェイヨンヤヲ？
▶ P58

はい
有

薬が
ある

Chapter 3 - ①

この種類の薬です
是这种药。
シージェージョンヤヲ
▶ P66

处方笺

OTC
薬

Chapter 3 - ②

薬の種類
药剂的种类。
ヤオジーダジョンレイ
▶ P74

Chapter 3 - ②

この薬は定期的に服用・
使用してください。
这种药需要定期
服 / 使用。
ジャヂュンヤオシュヤオディ
ンチーフーヨン / シーヨン
▶ P75

Chapter 3 - ③

どのように服用・
使用するか
怎样服用 / 使用？
ズェンヤンフーヨン /
シュヨン
▶ P78

Chapter 3 - ④

副作用について
有关毒副作用。
ユーグァンドゥフーゾウヨン
▶ P80

Chapter 3 - ⑤

おわりに
结束语。
ジェースウユゥー
▶ P82

49

受付時の対応① | 接待时的应对
うけつけじ たいおう

ジェーダイシュダイーンディ

何かお困りですか?
なに こま

您需要什么?
ニンシューヤオシェンマ

処方薬が欲しいです。
しょほうやく ほ

我想按药方买药。

ウォーシャンアンヤヲファンマイヤオ

具合が悪いので薬が欲しいです。
ぐ あい わる くすり ほ

我不舒服，想买点药。

ウォーブーシュウフ　シャンマイディエンヤヲ

どの薬がいいかわからないので相談に乗ってほしいです。
くすり そうだん の

我不知道哪种药好，想咨询一下。

ウォーブージュダオ　ナージョンヤオハオ　シャンジーシュンイーシャー

見てるだけです。
み

我只是看一看。

ウォージシーカンイーカン

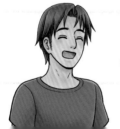

指を差して教えて下さい！
ゆび さ おし くだ

请用手指一下
チンヨンショウジーイーシャ

50

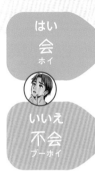

英語編
英文版

Chapter 1

Chapter 2

Chapter 3

Chapter 4

中国語編
中文版

Chapter 1

Chapter 2

Chapter 3

Chapter 4

その他
其他

あなたは日本語が話せますか？

您会说日语吗？

ニンフイシュオーリーユーマ

はい
会
ホイ

わかりました。
では日本語で話しましょう。

那我们就用日语说吧。

ナーウォーメンジウヨンリーユーバ

いいえ
不会
ブーホイ

問題ありません。
この本を使って話しましょう。

没问题，可以用本册子交流。

メイウェンティー
クーイーヨンジィーベンツゥズジャオリュー

あいにくここには英語を話せるものがおりません。

很遗憾这里没有会说英语（汉语）的人。

ヘンイーハンジェーリーメイヨウフイシュオーインユー（ハンユー）ダレン

処方箋はお持ちですか？

您有处方吗？

ニンヨウチューファンマ

有
ヨウ
p56

没有
メイヨウ
p52

51

受付時の対応② | 接待時的応対
ジェーダイシュダイーンディ

指を差して教えて下さい！

请用手指 一下
チンヨンショウジーイーシャア

ご用を教えてください。
您有什么需要？
ニンヨウシェンマシューヤヲ

症状があるので対応してほしいです。
我不舒服，需要帮助。
ウォーブーシュー　シューヤオバンジュ

Touch!!　→ p62

病院で診察を受けてください。
请去医院看病。
チンチューイーユェンカンビン

OTC薬も販売しています。　→ p66
可以买非处方药。
カーイーマイフェイチューファンヤヲ

欲しい薬があります。
我想买药_____。
ウォーシャンマイヤヲ

Touch!!

その薬は日本にはありません。
这种药日本没有。
ジェージョンヤヲリーベンメイヨウ

OTC薬をお求めですか?　→ p66
您想买非处方药吗?
ウジュライクトゥバイオーティーシードラッグズ

英語編
英文版

Chapter 1

Chapter 2

Chapter 3

Chapter 4

中国語編
中文版

Chapter 1

Chapter 2

Chapter 3

Chapter 4

その他
其他

薬局で対応できない場合

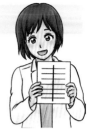

その薬は処方箋なしで売ることができません。病院に行って医師に診てもらい、処方箋を出してもらってください。

这种药没有处方不能卖。
ジェージョンヤヲメイヨウチューファンブーナンマイ

请您去医院看病，
チンニンチューイーユエンカンビン

请医生开药。
チンイーシェンカイヤヲ

申し訳ありませんが、処方箋の期限が切れていますので、処方できません。

这种药没有处方不能卖。
ジェージョンヤヲメイヨウチューファンブーナンマイ

请您去医院看病，请医生开药。
チンニンチューイーユエンカンビン、チンイーシェンカイヤヲ

処方箋の有効期限について ➡ p107 参照

あなたの症状は、医師に診てもらう必要があります。

您的症状必须去看医生。
ニンダジェンジュアンビーシューチューカンイーシェン

53

受付時によく使われるフレーズ

指を差して教えて下さい！

この問診票に必要なことを記入してください。

请在这里填写必要的事项。

チンザイジェーリーティエンシェビーヤオダシーイェー

お名前が呼ばれるまで、こちらでお待ちください。

叫到您之前请在这里等候。

ジャオダオニンジーチェンチンザイジェーリードゥンホウ

係りの者に、問診票を渡してください。

请把问诊单交给店员。

チンバーウェンジェンタンジアオゲイディエンユエン

順番は前後する場合がございます。

前后顺序可能有所不同。

チェンホウシュンシューカーナンヨウスオーブートン

どうぞお座りください。 **请坐。**

チンヅォ

今混んでいますので、こちらで〇〇分くらいお待ちください。

现在人很多，请在这里等〇〇分钟。

シェンザイレンヘンドゥオー　チンザイジェーリードゥン〇〇フェンジョン

お待ちいただいているあいだに気分が悪くなりましたら、すぐに申し出てください。

如果等的时候不舒服请提出来。

ルーグォードゥンデシーホウブーシーフチンティーチューライ

请用手指一下

チンヨンショウジーイーシャ

あなたの欲^ほしいものは、ここにあります。
少々^{しょうしょう}お待^まちください。

您想要的这里有。请等一下。
ニンシャンヤヲダジェーリーヨウ　チンダンイーシャー

あなたの欲^ほしいものは、ここにはありません。
您想要的这里没有。
ニンシャンヤヲダジェーリーメイヨウ

品切^{しなぎ}れですのでほかの薬局^{やっきょく}へ行^いってください。
这里卖完了。请去别的店看看吧。
ジェーリーマイワンラ　チンチュービェダディエンカンカンバ

ほかの薬局^{やっきょく}に聞^きいてみますので、少^{すこ}しお待^まちください。
我帮您问问其他店，请稍等一下。
ウォーバンニンウェンウェンチーターディエン　チンシャオデンイーシャー

品切^{しなぎ}れですが（　　　）日後^{にちご}には入^{はい}ります。また来^きてください。
现在卖完了。（　）天后进货，请再来吧。
シェンザイマイワンラ　（　　）ティエンホウジンホウオ　チンザイライバ

ここへ行^いくといいと思^{おも}います（　　　　　　　　　）。
建议您去这里看看 （　　　　　　）。
ジェンイーニンチュージェーリーカンカン　（　　　　）

英語版　英文編

Chapter 1

Chapter 2

Chapter 3

Chapter 4

中国語編　中文版

Chapter 1

Chapter 2

Chapter 3

Chapter 4

その他　其他

患者について聞く①｜有关患者本人的提问①
ユーグァンホァンジャダーティーウェン

指を差して教えて下さい！

请用手指一下
チンヨンショウジーイーシャア

この薬局に来るのは初めてですか?

您是第一次来这里吗?
ニンシーディーイーツーライジェーリーマ

はい　是
シ

いいえ　不是
ブ シ

保険証は持っていますか?

您有保险证吗?
ニンヨウバオシェンジェンマ

はい　有
ヨウ

いいえ　没有
メイヨウ

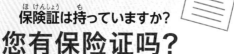

保険証をお持ちでない場合、お客様の10割負担になります。

如果没有保险证金额就要全部自付。
ルーゴーメイヨウバオシェンジェンジンエァージウヤヲチュエンブーズーフー

日本の保険制度について ▶ p100 参照

56

お薬手帳は持っていますか?

您有药物手册吗?

ニンヨウヤヲウーショウツァーマ

はい

有
ヨウ

それ見せてもらってもいいですか?
我可以看一下吗?
ウォーカーイーカンイーシャーマ

いいえ

没有
メイヨウ

① 新しく作ってください。
请给我一本新的吧。
チンゲイウォーイーベンシンダバ

② 忘れました。シールだけください。
忘了带。给我贴条吧
ワンラダイ　ゲイウォーティエティヤオバ

③ わかりません。説明してください。
我不清楚。请给我讲一下。
ウォーブーチンチュー　チンゲイウォージャンイーシャー

お薬手帳とは ■ p102 参照

ジェネリック医薬品にしますか?

要非专利药吗?

ヤヲフェイジュアンリーヤオマー?

はい

有
ヨウ

いいえ

没有
メイヨウ

先発品がいいです。
不要。还是要专利药。
ブーヤヲ　ハイシーヤヲジュアンリーヤヲ

わかりません。説明してください。
我不清楚。请给我讲一下。
ウォーブーチンチュー　チンゲイウォージャンイーシャー

ジェネリック医薬品とは ■ p96 参照

英語版 英文編

Chapter 1
Chapter 2
Chapter 3
Chapter 4

中国語編 中文版

Chapter 1
Chapter 2
Chapter 3
Chapter 4

その他 其他

患者について聞く② | 有关患者本人的提问② |
ユーグァンホァンジャダーティーウェン

薬を使用される方について教えてください。

请告诉我是哪位用药？
チンガスゥウォーシーナーウェイヨンヤヲ

指を差して教えて下さい！
请用手指一下
チョンションジーイーシャ

日本では薬の使用量は年齢によって異なります。
薬を使用する人の年齢を教えてください。

在日本药量是根据年龄而定的。
ザイリーベンヤヲリャンシーガンジューニェンリンアルディンダ

请告诉我用药人的年龄。
チンガオスゥウォーウォーヨンヤヲレンダニェンリン

（　　）歳　＊1歳以下の場合は（　　）カ月
（　　）岁　如果不满周岁，请说（　　）个月
スゥイ ルゥゴーブゥマンジョウスイ チンシュオー（　）ガーユエー

小児の場合、体重を教えてください。

如果是儿童，请告知体重。
ルーゴーシーアルトン　チンガオジーティージョン

（　　）kg

`00.0kg`

身長を教えてください。

请告知身高。
チンガオジーシェンガオ

（　　）cm

英文編 英文版

Chapter 1
Chapter 2
Chapter 3
Chapter 4

中国語編 中文版

Chapter 1
Chapter 2
Chapter 3
Chapter 4

その他 其他

今までに薬を飲んだり、注射をした後に皮膚に
発疹が出たり、具合が悪くなったことがありますか？

到目前为止有没有服药或注射后出现皮疹或不适？

ダオムーチェンウェイジーヨウメイヨウフーヤヲホォアジュー
シャホウチューシェンピージェンホァブーシゥ

はい 有
ヨウ

いいえ 没有
メイヨウ

---

*薬の名前がわかれば教えてください。
（　　　　　　　　　　　　　　　　　　　　　　）

如果知道药名，请告知。
ルーゴォジーダオヤオミン　チンガオスゥオ

1. 抗生物質　　　抗生素
カンシェンスゥー

2. 解熱鎮痛薬　　退烧止疼药
トゥイシャオジートゥンヤオ

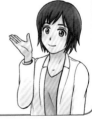

アレルギーまたは宗教的な理由で、
食べられないものはありますか？

请问你是否有任何过敏或宗教上的饮食禁忌？

チンウェンニーシーフォウヨウレンフォグォミンホゥゾンジャオシャンダインシージンジー

ある 有（　　　　　　　　　　）
ヨウ

ない 没有
メイヨウ

※ 食べ物に関する単語は p122 参照　アレルギーとは何か　p98 参照

患者について聞く③
有关患者本人的提问③
ユーグァンホァンジャダーティーウェン

現在、定期的に飲んでいる薬はありますか？
現在有没有定期服用的药物？
シェンザイヨウメイヨウディンチーイーフーヨンダヤオウー

指を差して教えて下さい！
请用手指一下
チンヨンショウジーイーシャア

---

*薬の名前がわかれば教えてください。

(   )

如果知道药名，请告知。
ルーゴォジーダオヤオミン、チンガオジー。

1.	心臓病の治療薬	治疗心脏病的药 ジーリャオシンザンビンダヤヲ
2.	肝臓病の治療薬	治疗肝脏病的药 ジーリャオガンザンビンダヤヲ
3.	高血圧の治療薬	治疗高血压的药 ジーリャオガオシュエーダヤヲ
4.	糖尿病の治療薬	治疗糖尿病的药 ジーリャオタンニャオビンダヤヲ
5.	腎臓病の治療薬	治疗肾脏病的药 ジーリャオシェンザンビンダヤヲ
6.	胃かいよう・胃炎の治療薬	治疗胃溃疡胃炎的药 ジーリャオウェイ
7.	睡眠薬	安眠药 アンミェンンヤヲ
8.	精神安定剤	安定 / 镇静剂 アンディン / ジェンヂンジー

お酒は飲みますか？　您喝酒吗？
ニンハージュウマ

毎日飲みます	たまに飲みます	飲まない
每天喝 メイティエンハー	偶尔喝 オウアルハー	不喝 ブハー

タバコは吸いますか? 您吸烟吗?
ニンシーイェンマ

| 吸う シー | 吸 | 吸わない ブーシー | 不吸 |

今までにかかった病気はありますか?
您得过什么病?
ニンダーグォシェンマビンマ

1. 心臓の病気　心脏病　シンザンビン
2. 肝臓の病気　肝脏病　ガンザンビン
3. 高血圧　高血压　ガオシュエヤー
4. 糖尿病　糖尿病　タンニャオビン
5. 腎臓の病気　肾脏病　シェンザンビン

6. 結核　肺结核　フェイジェハー
7. 緑内障　青光眼　チングァンイェン
8. 前立腺肥大症　前列腺肥大　チェンリェシェンフェイダー
9. 喘息　哮喘　シャオチュアン

| ない 没有 メイヨウ | この中にはない 这里面没有 ジェリミンメイヨウ |

※なんという病気ですか? (　　　　　　　　)
是什么病? シーシェンマビン (　　　　　　　　)

※治療は終了しましたか? 治完吗? ジーワンラ
●治療済 已经治完 イージンジーワン　●今も治療中 还在治疗 ハイザイジーリャオ

現在、妊娠していますか。
现正在怀孕吗?
シェンザイフォワイユンマ

| はい (　　か月) | 怀孕 (　　个月了) ホォワイユン　ガ ラ | ない 没有 メイヨウ |

出産予定日がわかれば教えてください。
预产期是什么时候?
ユーチャンチーシーシェンマシーホウ

現在、授乳中ですか?
您现在在哺乳期吗?
ニンシェンザイザイブールーチーマ

英文版編
Chapter 1
Chapter 2
Chapter 3
Chapter 4
中国語編 中文版
Chapter 1
Chapter 2
Chapter 3
Chapter 4
その他 其他

症状を聞く | 有关症状的提问 |
ユーグァンジョンジュァンダーティウェン

どのような症状ですか?
有什么症状? ヨウシェンマジェンジュアン

症状を選んでください。
请从下面选择。 チンツォンシャーミェンシュエンズァ

Touch!!

指を差して教えて下さい！

请用手指一下
チンヨンショウジーイーシャ

| 風邪をひいた
感冒
ガンマオ | 咳が出る
咳嗽
カエアスゥオ | 喉が痛い
嗓子疼
サンズテァン | 体がだるい
乏力
ファーリー |

| 鼻水が出る
流鼻涕
リュービーティー | 鼻がつまる
鼻子不通气
ビーズブゥートンチー | 頭痛がする
头疼
トウテァン |

| げっぷが出る
打嗝
ダーガェ | 発熱
发烧
ファーシャオ
( )℃ |

| 不眠
失眠
シーミェン | 痰がからむ
有痰
ヨウタン |

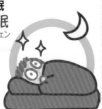

| 熱性けいれん
高热痉挛
ガオルァージンルァン | 関節が痛い
关节受伤
グァンジエショウシャン |

胃が痛い
胃疼
ウェイテァン

心臓が苦しい
胸闷
ションメン

動悸がする
心悸
シンジー

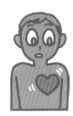

胸が痛い
胸疼
ションテァン

嘔吐
呕吐
オウトゥ

胃がもたれる
停食
ティンシー

胸やけがする
烧心
シャオシン

吐き気がする
想吐
シャントゥー

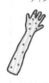

発疹がある
有皮疹
ヨウピージェン

不整脈
心律不齐
シンリューブーチー

下痢
腹泻
フーシェ

便秘
大便干燥
ダービェンガンザオ

生理痛
痛经
トンジン

肛門がかゆい
肛门发痒
ガンメンファーヤン

耳鳴り
耳鸣
アルミン

肛門が痛い
肛门疼
ガンメンテァン

難聴
耳背
アルベイ

英語編
英文版

Chapter 1
Chapter 2
Chapter 3
Chapter 4

中国語編
中文版

Chapter 1
Chapter 2
Chapter 3
Chapter 4

その他
其他

症状を聞く | 有关症状的提问 |
ユーグァンジョンジュァンダーティウェン

排尿時に痛みがある
小便时疼痛
シャオピェンシーテァントン

足の指の間がかゆい
脚趾缝发痒
ジャオジーフェァンヤン

指を差して教えて下さい！

请用手指一下
チンヨンショウジーイーシャア

火傷をした
烫伤
タンシャン

目がかゆい
眼睛发痒
イェンジンファーヤン

めまい
头晕
トウユン

体の＿＿が痛い
（　）我受伤了
ウォーショウシャンラ

目が痛い
眼睛疼
イェンジンテァン

貧血
贫血
ピンシュエ

体の＿＿がかゆい
我的身体发痒
ウォダシェンティーファーヤン

頭がかゆい
头皮发痒
トウピーファーヤン

関節が痛い
关节疼
グァンジェテァン

体の部位は
折り込みシート参照
门式折页参考

体の一部が腫れている
局部肿胀
ジュブージョンジャン

頻尿
尿频
ニャオピン

怪我をした
受伤了
ショウシャンラ

肩こり
肩酸背疼
ジェンスゥワンベイテァン

歯が痛い
牙疼
ヤーテァン

その症状があるのはいつですか?
什么时候出现这一症状?

シェンマシーホウチューシエンジェージェンジュワン?

Touch!!

いつも
一直这样
イジージェーヤン

歩いたときに
走路时
ゾウルーシー

押すと痛い
一按就疼
イーアンジュタァン

朝
早上
ザオシャン

昼
白天
バイティエン

夜
晩上
ワンシャン

睡眠時
睡觉时
シュイジェーシー

空腹時
肚子饿时
ドゥズエァシー

満腹時
吃饱后
チーパオホウ

どのような痛みですか?
怎么疼?

ゼンマタァン?

Touch!!

強くなったり弱くなったりする痛み
时强时弱一阵一阵地疼
シーチァンシールオーイージェンイージェンダタァン

鈍痛
隐隐作痛
インインズゥオトン

刺すような痛み
像针扎样疼
シャンジェンジャーヤンタァン

ズキズキ
一跳一跳地疼
イーティアオイーティアオダタァン

1〜6で分けた場合、どのくらい痛みますか?
如果按轻重分成1〜6个等级,您的疼痛程度在哪一等级?

ルーグォアンチンジュンフェンウェイージリューガデェンジ　ニンダタントンチェンドゥザイナーイージ

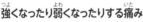

英文語編

Chapter 1
Chapter 2
Chapter 3
Chapter 4

中国語編
中文版

Chapter 1
Chapter 2
Chapter 3
Chapter 4

その他
其他

薬の紹介
药物介绍
ヤオウージェーシャヲ

指を差して教えて下さい！

请用手指一下
チンヨンショウジーイーシャ

お待たせしました。
让您久等了。
ランニンジュデァンラ

この種類の薬です。
是这种药。
シージェージョンヤヲ

Touch!!

[風邪の症状など]
感冒症状等

抗生物質
抗生素
カンシェンスゥ

熱を下げる薬
退烧药
トゥイシャオヤヲ

風邪薬
感冒药
ガンマオヤヲ

咳止め
止咳药
ジーカェアヤヲ

気管支拡張薬
支气管扩张剂
ジーチーグァン クォジャンジー

痰をやわらかくして出す薬
化痰药
ホァタンヤヲ

英文版編 英語版

Chapter 1
Chapter 2
Chapter 3
Chapter 4
中国語編 中文版
Chapter 1
Chapter 2
Chapter 3
Chapter 4
其他 その他

[風邪の症状など]
感冒症状等

鼻づまりを治す薬
通鼻药
トンビーヤヲ

鼻水止めの薬
止鼻涕的药
ジービーティーダヤヲ

熱性けいれんの薬
高热惊厥药
ガオルァージンジュエヤヲ

鎮痛薬
止疼药
ジーテァンヤヲ

頭痛薬
头痛药
トウトンヤヲ

喉の痛み止め
咽喉药
オウトゥヤオ

うがい薬
漱口药
シューコウヤヲ

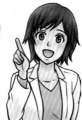

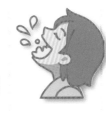

｜薬の紹介｜
薬物介绍
ヤオウージェーシャヲ

指を差して教えて下さい！
请用手指一下
チンヨンショウジーイーシャ

[消化器系の症状など]
消化系统症状等

胃薬
胃药
ウェイヤヲ

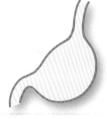

胃炎・潰瘍の治療薬
胃炎胃溃疡治疗药
ウェイイエンウェイクイヤンジーリャオヤヲ

整腸薬
肠内环境调整药
チャンネイホァンジンティアオジャンヤヲ

消化酵素の薬
消化酶药
シャオファーメイヤヲ

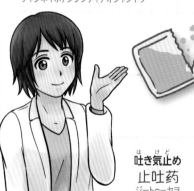

吐き気止め
止吐药
ジートゥーヤヲ

下剤
泻药
シェヤヲ

下痢を止める薬（げりをとめるくすり）
止瀉剤
ジーシェヤヲ

肝臓病の薬（かんぞうびょうのくすり）
保肝薬
パオガンヤヲ

膵臓病の薬（すいぞうびょうのくすり）
胰腺病用薬
イーシェンビンヨンヤヲ

腹痛止め（ふくつうどめ）
腹痛薬
フートンヤヲ

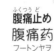

胆のう病の薬（たんのうびょうのくすり）
胆嚢病用薬
ダンナンビンヨンヤヲ

利尿薬（尿を出す薬）（りにょうやく（にょうをだすくすり））
利尿剤
リーニャオジー

［皮膚、塗り薬など］（ひふ、ぬりぐすりなど）
皮肤，药膏等

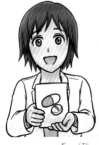

副腎皮質ホルモン剤（ふくじんひしつホルモンざい）
肾上腺皮质激素
シェンシャンシェンピージージースゥー

水虫の薬（みずむしのくすり）
脚气用药
ジャオチーヨンヤヲ

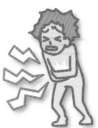

痔の薬（ぢのくすり）
痔疮药
ジーチュアンヤヲ

痒み止め（かゆどめ）
止痒药
ジーヤンヤヲ

英語編 英文版
Chapter 1
Chapter 2
Chapter 3
Chapter 4
中国語編 中文版
Chapter 1
Chapter 2
Chapter 3
Chapter 4
その他 其他

薬の紹介
药物介绍
ヤオウージェーシャヮ

[精神・めまいなど]
精神，头晕等

睡眠薬
安眠药
アンミァンヤヮ

めまい止め
缓解头晕药
ホァンジェトウユンヤヮ

耳鳴りの治療薬
耳鸣治疗药
アルミンジーリャオヤヮ

乗り物酔い止め
晕船晕车用药
ユンチュアンユンチャーヨンヤヮ

精神安定薬
安定镇静剂
アンディンジェンチンジー

[特定の病気に関するもの]
关于特定疾病

てんかん予防・治療薬
抗癫痫药
カンディエンシェンヤヮ

抗がん薬
抗癌药（化疗药）
カンアイヤヮ（ホァリャォヤヮ）

［特定の病気に関するもの］
关于特定疾病

喘息発作の予防薬
止喘药
ジーチュアンヤヲ

喘息発作の薬
哮喘发作药物
シャオチュアンファーズオヤオウー

結核の治療薬
抗结核药
カンジェハエアヤヲ

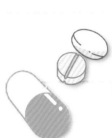

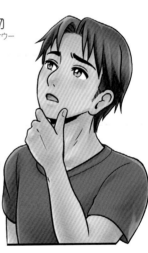

不整脈の治療薬
心律不齐治疗药
シンリューブーチージーリャオヤヲ

ニトログリセリン
硝酸甘油
シャオスゥワンガンヨウ

英語編 英文版

Chapter 1
Chapter 2
Chapter 3
Chapter 4
中国語編 中文版
Chapter 1
Chapter 2
Chapter 3
Chapter 4
その他 其他

薬の紹介
药物介绍
ヤオウージェーシャヲ

指を差して教えて下さい！ 请用手指一下 チンヨンショウジーイーシャ

[女性に関するもの]
关于女性

婦人科の薬
妇科用药
フーカヨンヤヲ

経口避妊薬
口服避孕药
コウフービンインヤヲ

生理不順の治療薬
月经失调治疗药
ユエジンシーティアオジィリャオヤヲ

子宮収縮薬
催产（宫缩）剂
ツイチャン（ゴンスゥオ）ジィ

[生活習慣病]
生活方式相关疾病

コレステロールを下げる薬
降胆固醇药
ジャンダングーチェンヤヲ

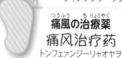

痛風の治療薬
痛风治疗药
トンフェアンジーリャオヤヲ

血圧を下げる薬
降压药
ジャンヤーヤヲ

中性脂肪を下げる薬
降血脂药
ジャンシュエジーヤヲ

血糖を下げる薬
降糖药
ジャンタンヤヲ

[その他]
其他

カルシウム剤
钙剂
ガイジー

鉄剤
铁剂
ティエチー

駆虫剤
打虫药
ダーチョンヤヲ

ホルモン剤
激素
ジースゥー

ビタミン剤
维生素
ウェイシェンスゥ

抗アレルギー薬
抗过敏药
カングゥオミンヤヲ

抗ヒスタミン薬
抗组胺药
カンツーアンヤヲ

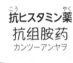

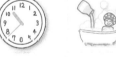
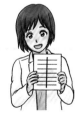

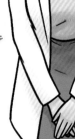

Chapter 1
Chapter 2
Chapter 3
Chapter 4
中国語編 中文版
Chapter 1
Chapter 2
Chapter 3
Chapter 4
その他 其他

薬についての説明①

対药物的说明①

ドゥイヤオウーダーシュオミン

[薬の形状]
药形

指を差して教えて下さい！

请用手指一下

チンションショウジーイーシャ

□錠剤
片剂
ピェンジー

□舌下錠
舌下含片
シェーシャーハンピェン

□カプセル
胶囊
ジァオナァン

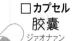

□水薬・シロップ
水剂 / 糖浆
シュイジー・タンジァン

□粉薬
粉剂
フェンジー

□ドライシロップ
干糖浆
ガンタンジァン

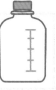

□点眼薬
眼药水
イェンヤオシュイ

□点耳薬
点耳药
デェンアルヤオ

□点鼻薬
点鼻药
デェンビーヤオ

□膣剤
阴道栓剂
インダオシュアンジー

□湿布薬
贴敷剂
テェーフージー

□塗り薬
药膏
ヤオガオ

□坐薬
肛门栓剂
ガンメンシュアンジー

□経皮吸収製剤
透皮 剂
トウピーティエジー

□うがい薬
漱口水
シューコウヤオ

□吸入薬
吸入药
シールーヤヲ

英語版
英文編

Chapter 1

Chapter 2

Chapter 3

Chapter 4

中国語編
中文版

Chapter 1

Chapter 2

Chapter 3

Chapter 4

その他
其他

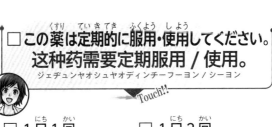

□ この薬は定期的に服用・使用してください。
这种药需要定期服用 / 使用。
ジェヂュンヤオシュヤオディンチーフーヨン / シーヨン

Touch!!

□ 1日1回
一天一次
イーティエンイーツー

□ 1日2回
一天两次
イーティエンリャンツー

□ 1日（　）回
一天（　）次
イーティエン（　）ツー

□ 1回（　）カプセル
一次（　）粒
イーツー（　）リー

□ 1回（　）袋
一次（　）包
イーツー（　）バオ

□ 1回（　）目盛り
一次（　）格
イーツー（　）ガー

□ 1回（　）錠
一次（　）片
イーツー（　）ピェン

□ 1回（　）個
一次（　）个
イーツー（　）ガー

□ 1回（　）ml
一次（　）ml
イーツー（　）毫升

□ 1回（　）吸入
一次（　）吸入
イーツー（　）シールー

□ 1回（　）滴
一次（　）滴
イーツー（　）ディー

□ 1回（　）噴霧
一次（　）喷雾
イーツー（　）フェンウー

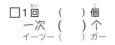

薬についての説明②
対药物的说明②
ドゥイヤオウーダーシュオミン

指を差して教えて下さい！

この薬は以下の時間に使用してください。
请在以下时间使用此药。
チンザイイーシャーシージエンシーヨンツーヤオ

Touch!!

□朝
早上
ザオシャン

□昼
中午
ジョンウー

□夕
下午・晚上
シャーウー・ワンシャン

□空腹時
空腹时
コンフーシュゥ

□就寝前
睡前
シュウェチェン

□食前
饭前
ファンチェン

□食間
两餐之间
リャンツァンジジェン

□食後
饭后
ファンホウ

□この薬は症状があるときだけ使ってください。
仅在有症状时才使用此药。
ジンザイヨウジェンジュアンシーツァイシーヨンツーヤオ。

请用手指一下
チンヨンショウジーイーシャア

保管方法 保存方法 バオツゥンファンファー

Touch!!

□冷蔵庫で保管してください。
请放在冰箱里保存。 チンファンザイビンシャンリーバオツゥン

□日光に当たらないように常温で保管してください。
请放在避光处常温保存。 チンファンザイビーグァンチューチャンウンバオツゥン

□湿気のないところに保管してください。
请放在干燥处保存。 チンファンザイガンツァオチューバオツゥン

□紫外線を避けてください。
请避免紫外线。 チンビーミエンジーワイジェン

使用期間と注意事項
しようきかん ちゅういじこう

使用期和注意事项
ション チーハジューイーシーシャン

Touch!!

☐ この薬は症状が良くなったら服用を止めてください。
くすり しょうじょう よ ふくよう と

症状好转后请停止使用这种药。
ジェンジュアンハオジュエンホウチンティンジシヨンジェジュンヤオ

☐ 症状が良くなっても医師の指示なく勝手に使用を止めないでください。
しょうじょう よ いし しじ かって しよう と

即使症状好转，
在没有医嘱之前也不擅自停药。
ジーシージョンジュアンハオジュエン
ザイメイユーイージュージチェンイエブーシアンズーティンヤオ

☐ ( )時間くらい間をあけて使用してください。
じかん あいだ しよう

使用前请稍等 ( ) 个钟头 。
シーヨンチェンチンシャオデン ( ) ガジョントウ

☐ 薬を飲む前後2時間のうちに、( )を飲まないでください。
くすり の ぜんご じかん の

服药前后2小时内请勿服用 ( )。
フーヤオチエンジョウリャンシャオシーネイチンフーヨン ( )

牛乳 ぎゅうにゅう	お茶 ちゃ	ジュース	乳製品 にゅうせいひん
牛奶 ニューナイ	茶 ナヤー	果汁 プゥジ	乳制品 ルージーピン

便秘薬 べんぴやく	鉄剤 てつざい	カルシウム	胃薬 いぐすり
泻药 シェーヤオ	铁剂 ティエジー	钙剂 ガイジー	消化系统药物 シャオファシートンヤオウー

☐ 開封後、( )日以内に使ってください。
かいふうご にちいない つか

请在打开后 ( ) 天内使用 。
チンザイダーカイホウ ( ) ティエンネイシーヨン

Chapter 3 - ❸

薬の使い方
如何用药

指を差して教えて下さい！
请用手指一下
チンヨンショウジーイーシャア

[内服] I 内部使用

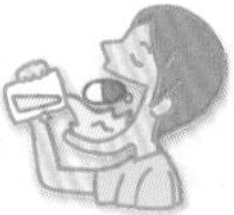

嚙まずに水と一緒に飲んでください。
请不要嚼碎，用水送服。
チンブーヤオジェオスィ、ヨンシュイソンフー

コップ 1 杯以上の水と一緒に飲んでください。
请用一整杯水服下。
チンヨンイージョンベイシュイフーシャー

[漢方薬] 熱湯に溶かして、冷ましてから飲んでください。
用热水熔化，放凉后饮用。 ヨンラーシュイヨォンホア、ファンリァンホウインヨン

1 回 10 ～ 15 滴をコップ半分の水に滴下して飲んでください。
每次在半杯水内滴入 10 ～ 15 滴饮用。
メイツーザイバンベイシュィネイディルーシュジシューウーディインヨン

[酔い止め薬] 乗り物に乗る 30 分前に飲んでください。
乘坐车船 30 分钟前服用。
チャンズォチャーチュアンサンシュフェンヂュンチェンフーヨン

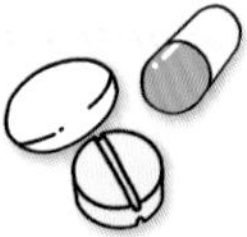

[外用] 外用

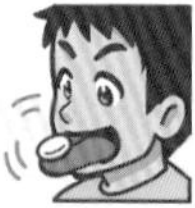

[トローチ] 嚙まずに口のなかで溶かしてください。
请不要嚼碎，含在嘴里溶化后咽下。
チンブーヤオジェオスィ、ハンザイズィリーロンホァホゥイェンシャ

[舌下錠] 飲み込まずに舌下で溶かしてください。
请不要整个吞下，含在舌下溶化。
チンブヤオジォンガートゥンシャ　ハンザイシァシャヨォンホア

[舌下錠] 発作時に使うのでいつも持ち歩いてください。
请随身携带以便发作时使用。
チンスィシエンシェーダイイビェンファズォシシーヨン

[塗（ぬ）り薬（ぐすり）] 患部（かんぶ）に塗（ぬ）ってください。

涂薄薄的一层在患处后慢慢地揉进去

トゥーボウボウダーイーツァンザイホアンチュホウマンマンダロォンジンチュ

あまりすりこまずに、のせるように塗（ぬ）ってください。

不要使劲搓揉，轻轻地涂抹即可。

ブヤオシュジンツォロウ、チンチンダトゥモウジーカー

薬（くすり）を使（つか）ったところは紫外線（しがいせん）・日光（にっこう）を避（さ）けてください。

涂药的部分请避免紫外线和阳光。

トゥヤオダブーフェンチンビーミェンズーワイシェンフーヤングァン

[坐薬（ざやく）] 肛門（こうもん）から指（ゆび）で入（い）れてください。

把手指插入肛门。バーシュウジーチャールーガンメン

[坐薬（ざやく）] 挿入後（そうにゅうご）、ティッシュなどで押（お）さえて5～10秒（びょう）待（ま）ってください。

插入后，请用卫生纸按住它并等待5-10秒。

チャールーホウ、チンヨンウェイシェンジーアンジュータービンデンダイウーシーミャオ

[膣剤（ちつざい）] 膣（ちつ）の奥（おく）へ指（ゆび）で入（い）れてください。

把手指伸到阴道深处。バーシュジーシェンダオインダオシェンチュウ

[経皮吸収製剤（けいひきゅうしゅうせいざい）] 新（あたら）しいテープを貼（は）るときは、同（おな）じところを避（さ）けて貼（は）ってください。

粘贴新胶带时，请避免在同一位置粘贴。

ジャンティエシンジャオダイチンビーミェンザイトォンイーウェイジージャンティエ

[うがい薬（ぐすり）] 水（みず）で薄（うす）めてうがいしてください。

加水稀释后漱口。ジャーシュイシーシュウホウシュコウ

[点眼（てんがん）・点耳（てんじ）・点鼻（てんび）] 粉（こな）を液（えき）で溶（と）かしてから（点眼（てんがん）・点耳（てんじ））してください。

把药粉用液体溶解后（点眼／点耳）用。

バーヤオフンヨンイエティロンジェホウ（デェンイェン／デェンアル）ヨン

[その他（た）] 其他

2種類（しゅるい）の薬（くすり）を使用（しよう）するときは、5分以上間隔（ふんいじょうかんかく）を空（あ）けてください。

使用两种类型的眼药水时，

シーヨンリャンジョンレイシンダヤンヤオシュイシー

至少要间隔5分钟。

ジーシャヤオジエングウーフェンジョン

よく振（ふ）ってから使（つか）ってください。 使用前请摇匀。

シーヨンチエンチンヤオユン

副作用について
有关毒副作用
ユーグァンドゥフーゾウヨン

指を差して教えて下さい！

请用手指一下
チンヨンショウジーイーシャ

以下の副作用が起こる場合があります。
可能会发生以下副作用。
クゥーノンフイファーシェンイーシャアフズォヨン

Touch!!

□眠気
睡意
シュイイー

□下痢
腹泻
フゥシエ

□便秘
便秘
ビァンミー

□胃痛
腹痛
フゥトン

□尿や便の着色
尿液或粪便着色
ニャオイェフオフォンビェンズオスー

□発疹
皮疹
ピージェン

□ひりつき
刺痛
ツゥートン

□かゆみ
痒
ヤン

□手のふるえ
抖动
ドゥオドン

□動悸
喘不上气
チュアンブーシャンチー

□呼吸が苦しい
呼吸困难
フーシークンナン

□熱
发热
ファールォ

[対応]
対策
ドゥイツー

□特に心配ありません。
不用担心。
ブーヨンダンシン

□ひどくなければ続けてください。
若没有任何状况发生，请继续。
ルォメイヨウレンホェジュアンカンファーシェン、チンジーシュー

□ひどければ連絡をください。
若有任何状况发生，请与我联系。
ルォヨウレンホェジュアンカンファーシェン　チンユーウォーリェンシー

□すぐに連絡してください。
请立即与我联系。
チンリィジーユーウォーリェンシー

□副作用は特にありません。
没有特别副作用。
メイヨウターピエフゥズオヨン

副作用について p94 参照

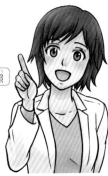

中国語編 中文版

Chapter 1
Chapter 2
Chapter 3
Chapter 4
その他 其他

81

｜おわりに｜
结束语
ジェースウユゥー

指を差して教えて下さい！
请用手指一下
チンヨンショウジーイーシャ

何かわからないことがありますか。
有什么不明之处吗?
ユーシェンマーブーミンジーチューマー

（　）日後にまた（来てください・来ます）。
（　）天后（请再来　/　我再来）。
（　）テァンホウ（チンザイライ・ウォーザイライ）

（　）週間後にまた（来てください・来ます）。
（　）星期后（请再来　/　我再来）。
（　）シンチーホウ（チンザイライ・ウォーザイライ）

お大事になさってください。
请多保重。
チンドゥバオヂュン

ここがわかりません。もう一度教えてください。
这里不明白，请再说一遍。
ジェリーブーミンバイ　チンザイシュオイーベン

よくわかりました。ありがとうございます。
明白了。谢谢。
ミンバイラ　シェシェ

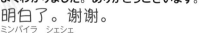

英語編 英文版

Chapter 1
Chapter 2
Chapter 3
Chapter 4
中国語編 中文版
Chapter 1
Chapter 2
Chapter 3
Chapter 4
その他 其他

薬を使用する方へ
至用药的顾客
デーヨンヤオダグーカー

Touch!!

薬を指示より多く飲みすぎたり、1日に何度も飲んだりすることは、あなたの健康にとって非常に危険です。絶対にしないでください。

服用多于医嘱的药量,
フーヨンドゥユイーヂュダヤオリャン

或一天反复多次服用都不利
ホウイーテェンファンフードゥツーフーヨンドウブーリー

于您的健康,
ユーニンダジェンカン

且很危险。切忌。
チェヘンウエシェン　チージー

副作用の症状がひどい場合、体のかゆみや発疹、発熱がある場合は必ず医師に相談してください。そのときに薬も持参してください。

如果出现严重的毒副反应,
ルーゴウチューシェンイエンヂュンダドゥーフーファンイン

全身的瘙痒和皮疹,
チュアンシェンサオヤンホーピージェン

发烧等症状,
ファシャオダンジェンジュアン

请找医生咨询。
チンジャオイーシェンヅーシュン

届时将药物带去。
ジェシュージャンヤオダイチュー

薬は子どもの手の届かないところに保管してください。

请将药物放在儿童够不到的地方。
チンジャンヤオウーファンザイアルトーンゴーブーダオ
ダディーファン

アルコール、タバコは控えてください。

请戒酒戒烟。
チンジエジュージエイェン

ドラッグストアでの対応 | 药妆店的待客 |
ヤオジュァンデェンダダイカー

何か<ruby>お探<rp>(</rp><rt>さが</rt><rp>)</rp></ruby>しでしょうか？
您需要找什么？
ニンシュヤオジャオシェンマ

こちらの<ruby>薬<rp>(</rp><rt>くすり</rt><rp>)</rp></ruby>をください。
我想要这种药。
ウォシェアンヤオジェージュンヤオ

※<ruby>薬品<rp>(</rp><rt>やくひん</rt><rp>)</rp></ruby>については Chapter3 を<ruby>参照<rp>(</rp><rt>さんしょう</rt><rp>)</rp></ruby>してください。 **p66**

はい、こちらが○○○の<ruby>薬<rp>(</rp><rt>くすり</rt><rp>)</rp></ruby>です。
这是您要找的　药。
ジェシュニンヤオジェオダ　　ヤオ

この<ruby>商品<rp>(</rp><rt>しょうひん</rt><rp>)</rp></ruby>を<ruby>探<rp>(</rp><rt>さが</rt><rp>)</rp></ruby>しています。
我想找这种商品。
ウォシェアンジャオジェージュンシャンピン

Go to next page.

こちらがその<ruby>商品<rp>(</rp><rt>しょうひん</rt><rp>)</rp></ruby>です。
这是您要的商品。
ジェシュニンヤオダーシェンピン

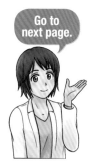

指を差して教えて下さい！　请用手指一下　チンヨンショウジーイーシャ

指を差して教えてください！
请您用手指给我看一下！
チンニンヨンシュジーゲイウオカンイシャ！

Touch!!

目薬
眼药
イェンヤオ

コンタクト洗浄液
隐形眼镜洗洁液
インシンイェンジン

かゆみ止め
止痒药
ジーイァンヤオ

虫よけ
防虫剤
ファンチュンヤオ

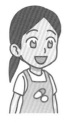

シップ
贴敷剂
ティエフーヤオ

温シップ
热敷贴
ヨーフーヤオ

冷シップ
冷敷贴
レンフーヤオ

ビタミン剤
维生素
ウェーシェンスゥ

のど飴
润喉糖
ヨェンホウタン

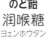

栄養食品
保健食品
バオジェンシューピン

マスク
口罩
コウジャオ

英語版編 英文版編

Chapter 1
Chapter 2
Chapter 3
Chapter 4

中国語編 中文版

Chapter 1
Chapter 2
Chapter 3
Chapter 4

その他 其他

バンドエイド
创可贴
チュアンカーテー

消毒液
消毒液
シャオドウイエ

離乳食
离乳食品
リールーシーピン

生理用品
妇女卫生用品
フーニュウェシェアンヨンピン

Touch!!

指を差して教えて下さい！

请用手指一下

チンヨンショウジーイーシャ

カイロ
保暖贴
バオヌァンテー

ティッシュペーパー
餐巾纸
ツァンジンヂュー

トイレットペーパー
手纸
シューヂュー

体温計
体温计
ティーウェンジー

シャンプー
洗发乳；香波
シーファールー；シャンポー

トリートメント
油膏
ジューユーガオ

おむつ
尿不湿
ニアオブーシー

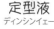

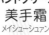

ヘアスタイリング
定型液
ディンシンイェー

ハンドクリーム
美手霜
メイシューシュァン

シェービングクリーム
美体霜
メイティーシュァン

英語版 英文編

Chapter 1
Chapter 2
Chapter 3
Chapter 4

中国語編 中文版

Chapter 1
Chapter 2
Chapter 3
Chapter 4

その他 其他

歯ブラシ
牙刷
ヤーシュア

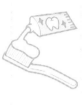

歯磨き粉
牙膏
ヤーガオ

爪切り
指甲刀
ジージャーダオ

耳かき
耳挖勺
アルワーシャウ

洗濯用洗剤
衣物洗涤灵
イーウーシーディリン

食器用洗剤
餐具洗洁精
ツァンジューシージェージン

掃除用洗剤
清洁剂
チンジェージー

パック
面膜
ミェンモオ

美容液
美容液
メイルォンイエ

日焼けどめ
防晒霜
ファンシャエシュアン

化粧水
化妆水
ホアジュアンシュエ

乳液
乳液
ルーイエ

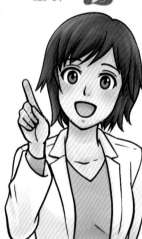

香水
香水
シャンシュエ

ファンデーション
粉底霜
フェンディーシュアン

化粧下地
底色霜
ディサーシュアン

Touch!!

指を差して教えて下さい！

请用手指一下
チンヨンショウジーイーシャ

チーク
腮红
スェーホン

アイシャドー
眼影膏
イェンインガオ

アイブロウ
眉刷
メイシュアー

マニキュア
指甲油
ジージャーユウ

メイク落とし
卸妆油
シェジュアンユウ

トラブル

汚い
脏了
ツァンラー

壊れた
坏了
ホァイラー

傷がある
有瑕疵
ユウシャーツー

新品
新的
シンダー

別のサイズ
其他号码
チーターハオマー

ほかの商品
其他商品
チーターシャンピン

セール品
促销品
ツーシャオピン

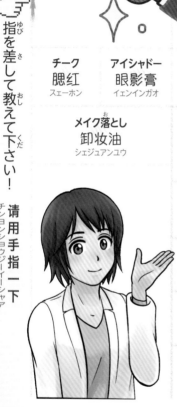

英語編 英文版

Chapter 1

Chapter 2

Chapter 3

Chapter 4

中国語編 中文版

Chapter 1

Chapter 2

Chapter 3

Chapter 4

その他 其他

ドラッグストアの接客で使えるフレーズ
可以在药店为客户服务的句子

そちらの商品はお店の奥にあります。 这种商品在里边。
ジェジュンシャンピンヴァイリービェン

そちらの商品は 2 階にあります。 这种商品在二楼。
ジェジュンシャンピンヴァイアロウ

こちらはどうでしょう？ 这种商品怎么样？
ジェジュンシャンピンジェンモウヤン

どれがオススメですか？ 您推荐哪一款？
ニントゥイジェンナーイークァン

軽い症状ですか？ 重い症状ですか？
您的症状是轻？ 还是重？
ニンダジャンジュアンシーチン ハイシージュン

私はこちらを勧めます。
我推荐这一款。 ウォトゥイジェンジェイークァン

おひとり様 1 個までとなります。
每人只限购一个。 メイレンジーシェンイーガー

残念ながらただいま在庫をきらしております。
非常抱歉，现在刚好脱销了。
フェイチャンバオチェン シェンザイガンハオトゥシャオ

申し訳ございません。当店では免税サービスを行うことができません。
对不起，本店不能销售免税品。
ドゥイブーチー ベンデェンブーナンシャオシュウミェンシュイピン

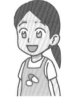

お会計は〇〇円でございます。

货款总共是〇〇日元。
ホークァンゾンゴンシー〇〇リーユァン

こちらは消費税込みの値段です。

这个金额是含税的价钱。
ジェーガージンアーシーハンシュイダージャーチェン

どちらのお支払い方法になりますか?

是哪一个支付方法? シュナイガジュフファンファ

Touch!!

指を差して教えて下さい!

現金
现金
シエンジン

クレジットカード
信用卡(VISA・Master card)
シンヨンカー (ヴィザ・マスターカード)

携帯アプリ
移动应用
イードンインヨン

トラベラーズチェック
旅行支票
リューシンジーピャオ

現金のみのお取り扱いでございます。

本店只用现金。
ベンデェンジーヨンシェンジン

お釣りでございます。

这是找给您的钱。
ジェシージャオゲイニンダーチェン

请用手指一下
チンヨンショウジーイーシャア

免税カウンターにて消費税分を現金で返金いたします。

在免税柜台退还消费税现金。
ザイミェンシュイグイタイトゥイホアンシャオフェイシュイシェンジン

またのご来店をお待ちしております。

恭候再次光临。
ゴンホウザイツーグァンリン

⑨⓪

困ったときのフレーズ
遇到麻烦时的句子

英語編
英文版

Chapter 1

Chapter 2

Chapter 3

Chapter 4

中国語編
中文版

Chapter 1

Chapter 2

Chapter 3

Chapter 4

その他
其他

この本を使いながら説明してもいいですか？
用这本册子来说明好吗？
ヨンジェーベンツァーズライショーミンハオマ

ここを見てください。
请看这里。
チンカンジェーリー

すみませんが、もう少しゆっくりしゃべってくれますか？
对不起，轻慢一点说？
ドゥイブーチー　チンマンイーディエンシュオー

もう一度言ってもらえますか？
请再说一遍？
チンザイシュオーイービェン

それはどういう意味ですか？
这是什么意思？
ジェーシーシェンマイース

すみません、聞き取れませんでした。
不好意思，我没听清。
ブーハオイース　ウォーメイティンチン

ここに書いてください。
请写在这里。
チンシェーザイジェーリー

患者の SOS フレーズ
病人 SOS 句子

Touch!!
指を差して教えて下さい！
请用手指一下
チンヨンショウジーイーシャア

救急車を呼んでください。
请叫救护车。
チンジャオジューフーチャー

吐き気がします。
想吐。
シャントゥー

トイレはどこですか?
厕所在哪里?
ツァスオザイナーリー

横にならせてください。
让我躺一下。
ランウォータンイーシャー

水をください。
请给我一杯水。
チンゲイウォーイーベイシュイ

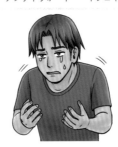

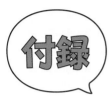

付録

コラム

column／专栏

単語帳

vocabrary／単詞

副作用とはなにか

　教科書的には広義の副作用は「主作用でない作用（すなわち主作用には関連のない薬理作用）」であり、これは必ずしも望ましくない作用ではありません。また、教科書的に狭義の副作用は「好ましくない薬の作用」で、このことは有害反応（adverse drug reaction：以下 ADR）ともいわれ、多くの場合、副作用という言葉はこのことを示しています。

　WHO は ADR（有害反応）を「有害かつ意図されない反応で、疾病の予防、診断、治療または身体的機能の修正のためにヒトに通常用いられる量で発現する作用」と定義しています。

　日本ではよく、副作用を防ぐための薬が出ることがあります。例えば、解熱鎮痛薬で胃が痛くなりやすいものには一緒に胃薬が出ることが多いです。

　今はその症状がなくても、薬による副作用の予防のために出ることがあるので、疑問に思ったら何のために出ているのか医療従事者に確認をするようにしましょう。

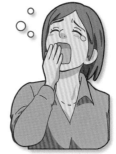

What are Side Effects?

Textbooks broadly define side effects as "the action which is not the main action (or, the pharmacological action which is not related to the main action) ", however side effects are not always necessarily undesirable. Textbooks define side effects in a narrow sense as "action of the medicine which isn't desirable", and this side effect is then called an adverse drug reaction (referred below as ADR). WHO defines ADR as "the action which is the reaction which is harmful and isn't intended and manifests it by the amount which is usually used for a man for prevention of a disease, a check, treatment or correction of the body-like function".

The medicine used to stop side effects can often be seen on the market in Japan. For example, medicine which helps alleviate stomachache is often launched together with strong fever painkillers. Medicine for prevention of side effects may be given to you even if you don't have any side effects at that moment, so if you are wondering why have you been given the medicine make sure to check with your health care worker.

何为药物的副作用

教科书里有关广义的副作用是这样定义的：除了主要作用之外的作用（也就是说与主要作用无关的药理作用）"。这意味着不一定肯定是负面的作用。另一方面，教科书对侠义的副作用的定义是："药物的负面作用"。这就意味着它是一种有害的反应（adverse drug reaction：以下简称毒副反应 ADR）。在大多数情况下，药物的毒副作用这一用语正是指这种反应。

世界卫生组织 WHO 将 ADR（毒副反应）定义为"为了疾病的预防、诊断、治疗以及修复身体机能而使用的通常剂量时出现的有害且非原有意图所产生的反应。"

在日本经常会有为了防止毒副作用而开出的药物。例如，服用解热镇痛剂容易引起胃痛。因此常同时开出胃药的处方。

也就是说现在虽然还没有出现症状，但为了预防药物的副作用预先开出处方。如果您有疑问不知为什么要开这种药，请向医务人员确认。

ジェネリック医薬品とは

　ジェネリック医薬品は、先発品と同じ有効成分を持っています。効き目や安全性は同等ですが、有効成分の特許期間が終了しているため、開発にかかる期間が新薬よりも短くなり、結果として価格がより安く作れるのが特徴です。

　また、添加物やくすりの形、味などは変えられるため、先発品を改良して作ることができます。患者さんや医療関係者たちからの声を集めて改良しているため、例えば子どもの粉薬では、苦い薬が飲みやすくコーティングされていたり、溶けやすくなっていたり、子どもに人気の味にしていたりします。大人の薬でも、錠剤を小さくしたり、塗り薬の塗り心地を変えるために新しい製剤が開発されたりもしています。

昔は「安かろう悪かろう」のイメージが強かったですが、ジェネリックメーカーがより良いものを作ってくれているため、今は日本でも多くの方がジェネリック医薬品を選択されています。医療費が削減されるだけでなく、飲みやすいものを選択することが可能なので、選ぶときにぜひ薬剤師に違いを聞いてみてください。

※すべてのジェネリック医薬品は厚生労働省によって承認されています。

Generic Drugs

Generic drugs have the same active ingredient, strength and route of administration as the brand-name drugs. Moreover, generics are cheaper than the brand-name drugs, but the low price doesn't mean that generics are inferior drugs. The reason for the cheaper price is because the patent license duration period on active ingredients has expired in the case of generics. Some generic products, especially powdered medicine for children is easier to swallow as the generic drugs are more soluble or don't taste bitter.

※All generic medicines have been approved by the Japanese ministry of Health, Labor, and Welfare.

何谓非专利药品

非专利药品是含有和原创药品相同的有效成分，在有效成分的专利期满后仿照制造，因而比原创药品便宜的药品。特别是儿童用的粉剂中有很多非专利药覆盖了苦味或更容易溶化等，比原创药更容易服用。

※所有的非专利约品也都是经过了厚生劳动省承认的。

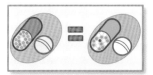

アレルギーとはなにか

　体には、自分の細胞と外から侵入した異物とを区別し、異物を排除しようとする免疫の機能が備わっています。しかし、この免疫機能が過剰に反応すると、体にとって有害な症状を起こすことがあります。この反応のことをアレルギーといいます。人によっては薬もアレルギーの原因物質となる場合があります。

　症状として多いものは、発疹、皮膚や目のかゆみなどです。ひどい場合はアナフィラキシー・ショックという全身にアレルギー反応が起こる場合があり、この場合は急激に血圧が下がり、呼吸困難になって意識を失うこともあります。

　そして一度アレルギーを起こすと、同じような薬を飲んだときでも体が記憶しているためアレルギー反応を起こしてしまいます。アレルギーを起こした場合は、軽い症状でもその薬の名前を覚えておき、お薬手帳などに記録し、必ず医師・薬剤師に伝えましょう。薬だけでなく、卵や牛乳など食事のアレルギーのある人も、その成分が薬に入っている場合があるため注意が必要です。

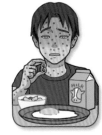

What is an Allergy?

Our bodies have the immunity function which distinguishes between the cells and the external alien substance and then try to eliminate that foreign substance. However, when this immunity function reacts excessively, you may experience harmful symptoms. This reaction is called an allergy. Some persons are also allergic to the substance in medicine.

Common symptoms are skin rash, itchy skin, and itchy eyes. In some cases, you may experience allergic reaction across the whole body, known as an anaphylactic shock. Your blood pressure may suddenly fall, you may have breathing difficulty or lose consciousness.

Once you have an allergy, you may experience an allergic reaction when you take similar medicine in future due to your body storing the information. Once you experience an allergy, even light symptoms, make sure to remember the name of the medicine, make a note in your medicine handbook, and make sure to inform your doctor or pharmacist. If you are allergic to food, you need to pay close attention to not only medicine but also eggs or milk, because allergens can be found in medicine.

何谓过敏

我们的身体具有一种功能，就是可以区分自己的细胞和从外侵入体内的异物，从而排除异物的免疫功能。但是，如果在这一免疫功能反应过剩，也会引起对我们的身体有害的症状。这种反应就叫做过敏反应。而对于有些人来说，药物也会成为引起过敏的原因物质。

过敏症状中比较多的是皮疹、皮肤和眼睛的瘙痒。严重的情况甚至可能发生全身性的过敏反应即过敏性休克。这时会产生急剧的血压下降、呼吸困难，甚至意识丧失。

一旦发生过一次过敏，当再次使用同样的药物时，体内保存的记忆就会引同样的过敏反应。如果发生了过敏反应，即使是轻微的症状，也应该把当时的药名记住，并写在药物手册上，且务必告知医师和药剂师。

不仅仅是药物，还有些人对鸡蛋、牛奶等食物也过敏。有时药物中可能加入这些成分，所以需要加以注意。

日本の保険制度について

　日本では、すべての国民が公的な健康保険に加入しています。外国籍の人も、3か月を超える在留資格がある人は医療保険に加入しなくてはなりません。健康保険に加入すると、毎月保険料を支払わなくてはなりませんが、病気や怪我をしたときに、全額自分で支払わなくてよくなります。

　海外旅行で日本に来ている場合など、日本の健康保険に入っていない人、保険証を持っていない人は、医療費を全額自己負担で払うことになります。

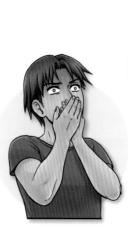

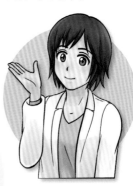

Insurance System

All Japanese nationals have a national health coverage in Japan. Foreign nationals who reside in Japan for 3 months or longer and meet the so-called resident requirements must also take out a national insurance coverage. Once you take out the health insurance coverage, you must pay monthly charges. However, once you go to a hospital or get possibly get injured, your insurance will kick in and you do not need to pay the full amount charged.

If you are an overseas visitor traveling in Japan and you do not have Japanese insurance or Japanese insurance card, you will be asked to pay the full amount (one hundred percent).

有关保险制度

日本是全民保险社会，所有人都加入了某种公共医疗保险。在日本居住的外国人，只要有三个月以上的在留资格都必须加入医疗保险。

加入健康保险后每个月必须交纳保险费。当生病或负伤需要治疗时，则个需要自己全额支付医疗费。

因旅游前来日本等情况，不能加入日本的医疗保险的人，或没有携带保险证的人，需要自己支付全额的医疗费。

お薬手帳とは

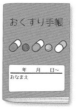

おくすり手帳

年　月　日〜
おなまえ

　お薬手帳は、あなたの薬の情報などを記録するものです。ドラッグストアを含むどこの医療機関でも使うことができます。薬のほかにもアレルギーや副作用、既往歴も記録できます。私たち医療従事者は、薬の重複投与や相互作用、副作用などを確認するためにお薬手帳を使います。

　お薬手帳は緊急時や災害時、旅行中などにも非常に役に立つので、常に携帯しておくことが大切です。お薬手帳があれば、誰が見てもあなたが何の薬や治療を必要としているのか、何の薬が飲めないのかを知ることができます。

　お薬手帳は薬局で無料で作ってもらうことができます。また、処方箋と一緒にお薬手帳を見せれば、お会計が少し安くなります。保険によりますが、だいたい10〜40円くらいです。

　今は電子お薬手帳といって、アプリ版のお薬手帳もあります。スマートフォンがあれば登録できるので、いつも持ち歩くのが面倒な方は、電子お薬手帳をダウンロードしてみてください。

QRコードを読み取ってください。
Please read the QR code.
ブリーズリードザキューアールコード

请扫描二维码。
チンサオミャオアーウェイマー

What is a Medicine Record Book?

It is a record of your medical history. You can use it at any medical institutions, including drugstores. You can also record your allergy, side effects or past medical history. And we use it to check for any duplicate medication, drug interaction, adverse reactions, and so forth.

It is important to keep the record book on you as it may be very useful in case you have an emergency or there is a natural disaster, or when you go on a trip. In this way, anyone can see which meds you may need, or which medicine you must avoid.

The handbook is distributed FREE of charge at pharmacies. If you show your handbook at our pharmacy with your prescription, your payment will be a little cheaper. The discount ranges from about 10 to 40 yen depending on your insurance.

Modern pharmacies in Japan use a digital (an app) version of the medicine booklet. You can simply download the digital medicine booklet app on your smart phones and save yourselves carrying the hard copy.

何为药物手册

《药物手册》是专门用来记录您所使用的药物信息的记录簿。包括药妆店在内的所有医疗机关开出的药物均可以一并记录在案。除了药物本身之外，过敏反应、毒副作用、既往史等也都可记录下来。这是为了让医务人员确认药物的使用情况，达到避免重复给药、避免药物的互相影响以及毒副作用。

紧急情况、自然灾害、外出旅游时药物手册非常重要，因此请随身携带。阅读药物手册，相关人员即可掌握您需要什么什么样的药物和什么样的治疗。

药物手册可以在药房药店免费得到。如果拿着处方在药店买药时同时出示药物手册，费用就会稍微便宜一些。根据保险的种类大约便宜 10 ～ 40 日元。

现在有一种电子版的《药物手册》，即手机 APP 应用软件。只要有智能手机就可以下载登录。如果觉得总是带着药物手册很麻烦，就请下载电子版手册吧。

国によって異なるお薬事情
呼び名が違う？　量が違う？

　日本とほかの国では異なる名前でよばれている薬もあります。

　代表例が「アセトアミノフェン」です。日本では「カロナール」とよばれていますが、ほかの国では「パラセタモール（Paracetamol）」や「タイレノール（Tylenol）」とよばれることが多いです。名前を聞き取れないときには、書いて確認しましょう。

　また、日本とほかの国では使う量が違っていることもあります。日本の薬の方が量が少ないことがあるので、その点についても確認しましょう。

　例えば、セレコックスのように同じ薬でも日本では1錠100mg、200mgのものが他の国では400mgのものがあることもあります。

Differences in how Medicine is called in Japan and Overseas

The name of medicine may differ in Japan and overseas. The names of medicine differ in Japan and overseas.

The most common example is acetophenone. This pain killer (medicine) tends to be called paracetamol or Tylenol overseas.

The doze of medicine given out to patients in Japan tends to be smaller than the amount given overseas. Keep this in mind and ask questions as per need. it is used under this name in most cases so it may be useful to remember the name. If you have difficulty understanding what the person is saying, ask them to write you down the spelling of the word (medicine).

和本国不同的药名

在海外，有一些药品的名称和在日本国内的药名不同。

具有代表性的如"乙酰氨基酚"。在日本的商品名叫"Caronal"，在其他国家则多叫"扑热息痛 (Paracetamol)"或"泰诺 (Tylenol)"。

另外，其它国家和日本国内的用量也不尽相同。一般来说日本的用量比较少。有关这一点请进行确认和说明。

如果听不懂对方在说什么，可以让对方把单词的英文或汉字写下来，带回去自己查一查。

湿布薬とは

湿布とは、体の痛みがあったときにその場所に直接貼る薬です。塗り薬の痛み止めだと取れやすい場合がありますが、貼っている間その場所に有効成分がとどまるのが特徴です。

皮膚が弱くかぶれやすい人は注意しましょう。

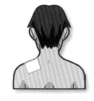

>> 英語 - English

Fomentations

Fomentations (compress) is the medicine which is placed directly on the painful spot on your body. If you use an ointment painkiller, it may easily rub off, however the active substance in fomentations directly targets the painful spot. You may need to take extra care if you have delicate or sensitive skin.

>> 中国語 - 中文

何为贴敷药

贴敷药是当身体某一部位疼痛时，直接贴在疼痛部位的药物。涂抹药也可以止痛，但很容易蹭掉。而贴敷药的特点就是只要贴在皮肤上，就可以持续发挥药效。

皮肤比较嫩弱的人应该注意防止皮肤发炎。

処方箋の有効期限

日本では、処方箋は処方日を含め4日以内に調剤しなければならないことになっています。処方箋の期限が切れた場合は、再受診をして、処方箋を再発行してもらう必要があります。

医師が処方箋の使用期間を記載していれば、その日まで有効です。

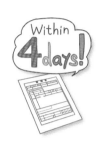

Within 4days!

Expiry Date on Prescription Medicine

In Japan, prescribed medicine must be dispensed within 4 days after the prescription has been issued. You need to see the doctor for the second time when the validity date on your prescription medicine has expired. When a doctor states the valid use period on the prescription, then it is effective until that day.

处方的有效期

在日本，处方签开出后4天之内（含开药方当天）必须配好。一旦过期则必须重新看病，重请医生开药方。

如果处方上面有医生签署的可用日期，则有效期到这一日期为止。

正しい手洗いのしかた

感染症対策の基本は、「手洗い」になります。正しい手洗いを心がけてください。

外出先からの帰宅時や調理の前後、食事前などこまめに手を洗います。

How to wash your hands properly

The most basic preventative measure against an infection is to "wash your hands". Make sure to wash your hands properly. Washing your hands multiple times throughout the day such as before or after having a meal or cooking or when arriving back home from outdoors is recommended.

正确的洗手方法

抵抗传染病的基本手段就是"洗手"。让我们记住正确的洗手方法。

从外面回家后、做饭前后、吃饭前都要勤洗手。

手洗いの前に…

爪は短く切っておきましょう。
時計や指輪は外しておきましょう。

Make sure to cut your nails short, remove any watches or rings before you start washing your hands.

在洗手之前要做到:指甲要剪短。
手表和戒指要摘下。

1 流水でよく手をぬらした後、石鹸をつけ、手のひらをよくこすります。

After washing your hands with water, use soap, and rub your palms thoroughly.

用流水把手打湿后，打上肥皂，仔细搓洗手心。

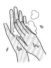

2 手の甲をのばすようにこすります。

Rub your hands as extending back of your hands.

把手背曲起来仔细搓洗。

3 指先、爪の間を念入りにこすります。

Rub the tips of your fingers and the space in between your nails thoroughly.

仔细搓洗指尖和指甲缝。

4 指の間を洗います。

Wash the space between your fingers.

手指之间也要洗到。

5 親指と手のひらをねじり洗いします。

When washing your thumbs and palms make circular movements.

用手掌握住大拇指拧着洗。

6 手首も忘れずに洗います。

Don't forget to wash your wrist.

手腕也不要忘了洗。

石鹸で洗い終わったら、十分に水で流し、清潔なタオルやペーパータオルでよくふき取って乾かします。

Once you have finish washing your hands with soap, wash out the soap with plenty of water and then wipe your hands with a clean towel or paper towel and dry them.

用肥皂搓洗完后，用清水充分把肥皂冲洗掉，最后用干净的毛巾或手巾纸把水擦干。

免税について

医薬品は消耗品になりますので、そのほかの消耗品（食品・果物・飲料・化粧品・たばこなど）とともに免税対象になります。

免税店で免税を利用する方は、入国から半年以内のパスポートをお持ちください。上陸許可シール、または上陸許可スタンプを確認します（上陸許可シール、または上陸許可スタンプが確認できない場合は、免税対応ができない場合が多いです）。

免税対象額は、1日1店舗あたりの合計購入額が税別5,000円以上50万円までとなります。また、国が定めた方法で梱包され、日本を出国するまで開封することはできません。日本国内で開封あるいは消費した場合は、消費税が徴収されます。

免税は、個人使用の目的で購入するものに限られます（商用目的不可）。また、購入日から30日以内に日本国外へ未開封のまま持ち出すことが条件になります。申請期間は購入当日のみですので、免税品を買ったら忘れずにその店舗で免税の申請をしてください。

About Tax Exemption

Medical supplies are classified as consumables and therefore taxed in the same way as other consumables (food, fruit, drink, cosmetics or cigarettes). If you are using tax exemption at a duty-free shop, you must have a valid passport for six months counted from the date of your entry to the country. The shore departure stamp (seal) or the landing permission stamp will be checked. (In the case your shore departure stamp or the landing permission stamp cannot be confirmed you may not be eligible for tax exemption).

The total amount of purchase allowed on duty-free products is above 5000 yen and less than 500,000 yen per one store and per one day. Medicine will be packed in a designated way, and you may not open it until you leave Japan. If you open the medicine while in Japan or consume it, the consumption tax will be collected. Tax exemption is limited to products purchased for personal use only (commercial use is prohibited). The condition to take the product overseas (outside to Japan) within 30 days from the day of purchase and the product must be unopened. Make sure to apply for tax-free exemption at the store on the day of purchase day in order to buy duty-free goods as the application must be made on the day of purchase.

关于免税

因为医药品也属于消耗物资，所以和其他消耗品（食品、水果、饮料、化妆品、香烟等）一样，都属于免税的对象。

在免税店购买免税商品时，请出示入境后半年以内的有效护照。店方需要确认登陆许可贴标或图章。如果无法确认，则大多场合都不能免税购买。

免税额度是一天在一家店购买的商品金额合计税款在 5000 日元至 50 万日元之间。另外，需要按照国家规定的包装方式捆包好，在处境之前不得擅自打开。如果在日本国内打开包装或使用，将被征收消费税。

免税商品仅限于个人使用，不可用于商务。同时规定必须在购入商品当天起算，30 天以内在包装后未打开的状态下携带出镜。且免税的申请必须是购买的当天。所以请您在购买免税品后千万不要忘记在该店办理免税申请。

基本の挨拶フレーズ

（日本語例文）
（英語訳）
（英語読み）
（中国語訳）
（中国語読み）

こんにちは。
Hello.
ハロー
你好。
ニイハオ

すみません。（尋ねるとき）
Excuse me.
エクスキューズミー
劳驾。
ラオジィア

お元気ですか？
How are you?
ハワユー
你好吗。
ニイハオマ

初めまして。
It's nice to meet you.
イッツナイストゥミーチュー
初次见面。
チュー ツー ジェン ミィエン

お久しぶりです。
It's been a long time.
イッツビーン アロングタイム
好久不见。
ハオジュー ブ ジェン

ありがとう。
Thank you.
センキュー
谢谢。
シエシエ

どういたしまして。
You are welcome.
ユーワーカン
不用谢。
ブーヨンシエ

ごめんなさい。
I'm sorry.
アイムソーリー
对不起。
ドゥイブチイ

お大事に。
Take care.
テイクケア
保重身体。
バオジョンシェンティ

お疲れ様でした。
Good work.
グッドワーク
辛苦了。
シンクーラ

さようなら。
Good bye.
グッバイ
再见。
ツァイジェン

またお会いしましょう。
See you.
スィーユー
明天见。
ミン ティエン ジェン

おやすみなさい。
Good night.
グッナイ
晚安。
ワンアン

112

はい。

Yes.
イエス

是。
シー

いいえ。

No.
ノー

不是。
ブーシー

そのとおりです。

That's right.
ザッツライト

对。
ドゥイ

承知しました。

Sure.
シュア

知道了。
チーダオラ

いいですよ。

OK.
オーケー

可以。
クーイー

お願いします。

Please.
ブリーズ

拜托
バァイトゥオ

いいえ、結構です。

No, thank you.
ノーセンキュー

不要了、谢谢。
ブヤオラ　シエシエ

わかりました。

I got it.
アイガーディッ

明白了。
ミンバイラ

わかりません。

I don't know.
アイドンノウ

不知道。
ブージータオ

大丈夫です。

It's okay.
イッツオーケイ

没问题。
メイウェンチー

なるほど。

I see.
アイシー

原来如此。
ユエンライルーツー

それで？

And then…?
エンゼン

然后呢？
ランホウナ

もちろん。

Of course.
オフコース

当然。
ダンラン

0	1	2
zero ズィロ 零 リー	**one** ワン 一 イー	**two** トゥー 二 アール

3	4	5
three スリー 三 サン	**four** フォー 四 スー	**five** ファイブ 五 ウー

6	7	8
six シックス 六 リウ	**seven** セブン 七 チー	**eight** エイト 八 バー

9	10	11
nine ナイン 九 ジウ	**ten** テン 十 シー	**eleven** イレブン 十一 シーイー

12	13	14
twelve トゥエルブ 十二 シーアール	**thirteen** サーティーン 十三 シーサン	**fourteen** フォーティーン 十四 シースー

20	21	30
twenty トゥウェンティ 二十 アールシー	**twentyone** トゥウェンティワン 二十一 アールシーイー	**thirty** サーティ 三十 サンシー

40	50	100
forty フォーティ 四十 スーシー	**fifty** フィフティ 五十 ウーシー	**hundred** ハンドレッド 一百 イーバイ

今日	明日	昨日	休日
today トゥデイ **今天** チンティエン	tomorrow トゥモロー **明天** ミンティエン	yesterday イエスタデイ **昨天** ズオティエン	holiday ホリデイ **假日** ジアーリー

定休日	今週	毎日	
regular holiday レギュラーホリデイ **休息日** シューシーリー	this week ディスウィーク **本星期** ベンシンチー	everyday エヴリデイ **毎天** メイティエン	

月曜日	火曜日	水曜日	木曜日
Monday マンデー **星期一** シンチーイー	Tuesday チューズデー **星期二** シンチーアール	Wednesday ウェンズデー **星期三** シンチーサン	Thursday サーズデイ **星期四** シンチースー

金曜日	土曜日	日曜日	
Friday フライデー **星期五** シンチースー	Saturday サタデー **星期六** シンチーリウ	Sunday サンデー **星期天** シンチーティエン	

1月	2月	3月	4月
January ジャニュアリー **一月** イーユエ	February フェブラリー **二月** アーユエ	March マーチ **三月** サンユエ	April エイプリル **四月** スーユエ

5月	6月	7月	8月
May メイ **五月** ウーユエ	June ジューン **六月** リィウユエ	July ジュライ **七月** チーユエ	August オーガスト **八月** バーユエ

9月	10月	11月	12月
September セプテンバー **九月** ジウユエ	October オクトーバー **十月** シーユエ	November ノーベンバー **十一月** シーイーユエ	December ディッセンバー **十二月** シーアーユエ

家族・人の呼称

わたし
私

I
アイ

我
ウォ

あなた

you
ユー

你
ニー

ちち
父

father
ファーザー

父亲
フーチン

はは
母

mother
マザー

母亲
ムーチン

あに
兄

big brother
ビッグブラザー

哥哥
グーグ

おとうと
弟

little brother
リトルブラザー

弟弟
ディーディ

あね
姉

big sister
ビッグシスター

姐姐
ジェジェ

いもうと
妹

little sister
リトルシスター

妹妹
メイメイ

そ ふ
祖父

grandfather
グランファーザー

(父方)祖父 (母方)外祖父
ズーフー　　　ワイズーフー

そ ぼ
祖母

grandmother
グランマザー

(父方)祖母 (母方)外祖母
ズームー　　　ワイズームー

こ
子ども

child
チャイルド

孩子
ハイズ

むす こ
息子

son
サン

儿子
アージ

むすめ
娘

daughter
ドーター

女儿
ニアー

つま
妻

wife
ワイフ

妻子
チーズ

おっと
夫

husband
ハズバンド

丈夫
チャンフ

はいぐうしゃ
配偶者

partner
パートナー

爱人
アイレン

か ぞく
家族

family
ファミリー

家人
ジャーレン

こいびと
恋人

boy (girl) friend
ボーイ (ガール) フレンド

男（女）朋友
ナン (ニュー) ポンヨウ

しんせき
親戚

relatives
レラティブズ

亲戚
チンチ

ともだち
友達

friend
フレンド

朋友
ポンヨウ

116

歩く
- walk
  ウォーク
- 走
  ゾウ

走る
- run
  ラン
- 跑
  パオ

戻る
- back
  バック
- 回
  フイ

立つ
- stand
  スタンド
- 站
  チャン

座る
- sit
  シット
- 坐
  ツオ

書く
- write
  ライト
- 写
  シェ

話す
- speak
  スピーク
- 说
  シュオ

伝える
- tell
  テル
- 告诉
  ガオス

考える
- think
  シンク
- 想
  シアン

与える
- give
  ギブ
- 给
  ゲイ

食べる
- eat
  イート
- 吃
  チ

飲む
- drink
  ドリンク
- 喝
  フ

生活する
- live
  リブ
- 生活
  ションホウ

眠る
- sleep
  スリープ
- 睡觉
  シュイジャオ

使う
- use
  ユーズ
- 花
  フア

買う
- buy
  バイ
- 买
  マイ

勉強する
- study
  スタディ
- 学习
  シュエシー

教える
- teach
  ティーチ
- 教
  ジィアオ

遊ぶ
- play
  プレイ
- 玩儿
  ワール

笑う
- laugh
  ラフ
- 笑
  シャオ

好きだ
- like
  ライク
- 喜欢
  シーファン

自転車 (じてんしゃ)

bicycle
バイスコー

自行车
ツーシンチョー

自動車 (じどうしゃ)

car
カー

汽车
チーチョー

タクシー

taxi/cab
タクシー／キャブ

出租车
チューズーチア

バス

bus
バス

巴士
バーシー

電車 (でんしゃ)

train
トレイン

火车
フオチュー

地下鉄 (ちかてつ)

subway
サブウェイ

地铁
ディーティエ

駅 (えき)

station
ステイション

车站
チョージャン

飛行機 (ひこうき)

airplane
エアプレイン

飞机
フェイジー

空港 (くうこう)

airport
エアポート

机场
ジーチャン

病院 (びょういん)

hospital
ホスピタル

医院
イーユエン

医者 (いしゃ)

doctor
ドクター

医生
イーション

注射 (ちゅうしゃ)

injection
インジェクション

打针
ダージェン

点滴 (てんてき)

intravenous drip
イントラビナスドリップ

点滴
ディエンティー

入院する (にゅういんする)

hospitalize
ホスピタライズ

住院
チュウユエン

検査する (けんさする)

examine
イグザミン

检查
ジェンチャー

看護師 (かんごし)

nurse
ナース

护士
フーシー

患者 (かんじゃ)

patient
ペイシェント

病人
ビンレン

内科 (ないか)

internal medicine
インターナルメデイスン

内科
ネイクー

外科 (げか)

surgery
サージェリー

外科
ウェイクー

産婦人科 (さんふじんか)

obstetrics and gynecology
オブステトリックス アンド ガイネコロジー

妇产科
フーチャンクー

整形外科 (せいけいげか)

orthopedic surgery
オーソピーディックサージェリー

整形术
シェンシンスー

お金
| money | クレジットカード | パスポート |

お金
かね

money
マニー

钱
チエン

クレジットカード

credit card
クレジットカード

信用卡
シンヨンカー

パスポート

passport
パスポート

护照
フーチャオ

プリペイドカード

prepaid card
プリペイドカード

预付卡
ユーフーカー

電話
でん わ

telephone
テレフォン

电话
ディエンホア

携帯電話
けいたいでん わ

cellphone
セルフォン

手机
ショウジー

住所
じゅうしょ

address
アドレス

住址
ヂーヂー

財布
さいふ

wallet
ウォレット

钱包
チエンバオ

バッグ

bag
バッグ

提包
ティーバオ

ハンカチ

handkerchief
ハンカチーフ

手帕
ショウパァ

眼鏡
め がね

glasses
グラシーズ

眼镜
イエンチン

サングラス

sunglasses
サングラシーズ

墨镜
モーチン

デジタルカメラ

digital camera
デジタルカメラ

数码相机
シューマーシャンジー

パソコン

personal computer
パーソナルコンピューター

电脑
ディエンナオ

写真
しゃしん

picture
ピクチャー

照片
チャオピエン

お土産
み やげ

souvenir
スーベニア

土特产
トゥティエアチャン

腕時計
うで ど けい

watches
ウォッチーズ

观看
グゥワンカン

充電器
じゅうでん き

charger
チャージャー

充电器
チョンディエンチー

電池
でん ち

battery
バッテリー

电瓶
ディエンチー

切符
きっ ぷ

ticket
チケット

车票
チョーピャオ

航空券
こうくうけん

air ticket
エアチケット

飞机票
フェイジーピャオ

(119)

形容詞①

うつく
美しい
- beautiful
  ビューティフル
- 漂亮
  ピャオリャン

せいけつ
清潔な
- clean
  クリーン
- 干浄的
  ガンジンダ

きたな
汚い
- dirty
  ダーティ
- 脏的
  ザンダ

うれ
嬉しい
- happy
  ハッピー
- 高兴
  ガオシン

かな
悲しい
- sad
  サッド
- 伤心
  シャンシン

たの
楽しい
- fun
  ファン
- 愉快
  ユイークアイ

つら
辛い
- tough
  タフ
- 痛苦的
  トンクーダ

は
恥ずかしい
- embarrassed
  エンバラスド
- 害羞
  ハイシウ

あつ　あつ
熱い・暑い
- hot
  ホット
- 热
  ルー

さむ
寒い
- cold
  コールド
- 冷
  ロン

あたた
暖かい
- warm
  ワーム
- 暖和
  ヌアンフオ

すず
涼しい
- cool
  クール
- 凉快
  リアンクアイ

たか　ね　だん
高い(値段)
- expensive
  エクスペンシブ
- 贵
  グイ

やす
安い
- cheap
  チープ
- 便宜
  ピエンイー

たか　たか
高い(高さ)
- high
  ハイ
- 高
  ガオ

ひく
低い
- low
  ロー
- 低位
  ディーウェイ

なが
長い
- long
  ロング
- 长
  チャン

みじか
短い
- short
  ショート
- 短
  ドゥアン

おお
大きい
- big
  ビッグ
- 大
  ダー

ちい
小さい
- small
  スモール
- 小
  シャオ

せま
狭い
- narrow
  ナロウ
- 窄
  チャイ

難しい
difficult
ディフィカルト
难
ナン

易しい
easy
イージー
容易的
ロンイーダ

多い
many
メニー
多
ドゥオ

少ない
few
フュー
少
シャオ

遠い
far
ファー
远
ユエン

近い
near
ニア
近
ジン

速い
fast
ファスト
快
クアイ

遅い
slow
スロウ
慢
マン

おいしい
delicious
デリシャス
好吃
ハオチー

まずい
bad
バッド
不好吃
ブーハオチー

疲れる
tired
タイヤード
累
レイ

お腹がすく
hungry
ハングリー
饿
イー

のどが渇く
thirsty
サースティ
渴
クー

眠い
sleepy
スリーピー
困了
クンラ

良い
good
グッド
好
ハオ

悪い
bad
バッド
坏
ホアイ

新しい
new
ニュー
新
シン

年を取っている／古い
old
オールド
老
ラオ

若い
young
ヤング
年轻
ニエンチン

甘い
sweet
スウィート
甜
ティエン

にがい
bitter
ビター
苦
クー

食物アレルギーの原因食物

牛肉 (ぎゅうにく)	豚肉 (ぶたにく)※	鶏肉 (とりにく)
beef ビーフ 牛肉 ニウロウ	pork ポーク 猪肉 チューロウ	chicken チキン 鶏肉 ジーロウ

鮭 (さけ)	貝 (かい)	蟹 (かに)
salmon サーモン 鮭鱼 グイユイ	shellfish シェルフィッシュ 贝类 ベイレイ	crab クラブ 螃蟹 パンシエ

いか	エビ	ナッツ
squid スクイド 鱿鱼 ヨウユー	shrimp シュリンプ 鲜虾 シャンシア	nuts ナッツ 坚果类 ジングオレイ

落花生 (らっかせい)	くるみ	チーズ
peanuts ピーナッツ 花生米 ファンシェンミー	walnut ウォルナット 胡桃木 フータオムー	cheese チーズ 奶酪 ナイラオ

牛乳 (ぎゅうにゅう)	卵 (たまご)	小麦 (こむぎ)
milk ミルク 牛奶 ニウナイ	egg エッグ 鸡蛋 ジーダン	wheat ウィート 麦子 マイツー

そば	大豆 (だいず)	りんご
buckwheat バックウィート 荞麦 チャオマイ	soy ソイ 黄豆 フォアンドウ	apple アップル 苹果 ピングオ

オレンジ	ごま	バナナ
orange オレンジ 橙子 チェンズ	sesame セサミ 芝麻 ジーマ	banana バナナ 香蕉皮 シャンジャオピー

※消化酵素薬やカプセルなどのゼラチンが使用されているものは豚の成分が含まれている場合が
あるので気をつけてください。

安全 (あんぜん)

safety
セーフティ

安全
アンチュエン

予防 (よ ぼう)

prevention
プリベンション

预防
ユィーファン

ウイルス

virus
ヴァイルス

病毒
ビントゥー

炎症 (えんしょう)

inflammation
インフラメイション

炎症
イエンチャン

香り (かお)

smell
スメル

香味
シャンウェイ

感染する (かんせん)

infect
インフェクト

传染
チュアンラン

漢方薬 (かんぽうやく)

herbal medicine
アーバルメディスン

中药
チョンヤオ

傷 (きず)

wound
ウーンド

伤
シャン

重傷 (じゅうしょう)

serious injury
シリアスインジュアリー

重伤
ジョンシャン

骨折 (こっせつ)

fracture
フラクチュア

骨折
グーショー

事故 (じ こ)

accident
アクシデント

事故
シーグー

違反 (い はん)

violation
バイオレイション

违规
ウェイファン

持病 (じ びょう)

chronic disease
クロニックディズィース

老毛病
ラオマオビン

月経 (げっけい)

menstruation
メンストレイション

月经
ユエジン

高血圧 (こうけつあつ)

high blood pressure
ハイブラッドプレッシャー

高血压
ガオシュエヤー

脈拍 (みゃくはく)

pulse
パルス

脉搏
マイボー

手術 (しゅじゅつ)

surgery
サージェリー

手术
ショウシュー

おしっこ

urine
ユーリン

小便
シャオビェン

うんち

faeces
フィーシーズ

大便
ダービエン

血 (ち)

blood
ブラッド

血
シュエ

毒 (どく)

poison
ポイズン

毒
ドゥー

123

薬局・ドラッグストアのための らくらくコミュニケーション BOOK

定価　本体2,000円（税別）

2020 年 7 月 1 日　発　行
2023 年 8 月 31 日　第 2 刷発行

監　修　　廣瀬 明香　二見 茜　冨田 茂

翻　訳　　Julija Knezevic　三木 紅虹

イラスト　こしのりょう

制　作　　株式会社 ビーコムプラス

発行人　　武田 信

発行所　　株式会社 じほう

　　　　　101-8421　東京都千代田区神田猿楽町1-5-15（猿楽町SSビル）
　　　　　振替　00190-0-900481
　　　　　＜大阪支局＞
　　　　　541-0044　大阪市中央区伏見町2-1-1（三井住友銀行高麗橋ビル）
　　　　　お問い合わせ　https://www.jiho.co.jp/contact/

©2020　　　　　　　　　　組版　（株）ビーコム　印刷　シナノ印刷（株）
Printed in Japan

ISBN 978-4-8407-5286-2